Von dem

Delirium Tremens

durch

Dr. H. A. Göden.

Berlin, 1825.

Bei G. Reimer.

Vorwort.

Dieses Buch hat ein rein practisches Streben; was die Erfahrung gelehrt, das ist hier niedergelegt, in einfachen Zügen das Bild der Krankheit gezeichnet, wie in der Natur es sich bildet, ihre Eigenthümlichkeiten entwickelt und das Heilverfahren in der Idee entworfen, die dem Wesen der Krankheit angemessen ist und dessen Erfolg die Praxis verbürgt. Jede tief eingehende wissenschaftliche Untersuchung, alle höhere physiologische Erörterungen hat der Verf. vermieden, weil sein Zweck der rein practische war. Bei Erörterung des Wesens der Krankheit lag die Gelegenheit nahe, einzugehen in höhere physiologische Untersuchungen über das Wesen des Nervenlebens, über das Verhältniß seiner beiden Pole und Sphären zu einander, über den Zusammenhang des organischen Nervensystems mit dem thierischen und mit dem Gehirn. So bedeutungsvoll auch dieser Gegenstand für die Krankheitslehre ist zur nähern Bestimmung des Wesens mancher Krankheiten, zur Deutung der oft so räthselhaften Erscheinungen, vorzüglich in den mancherlei Formen der idiopathischen, reinen Nervenkrankheiten, so würde diese Entwickelung hier zu weit geführt haben, daher mag man sich vorerst mit allgemeinen Andeutungen begnügen. Ueberdem scheint die Zeit der höhern wissenschaftlichen Forschungen in der Medizin nicht günstig gestimmt, auf den wogenden Sturm und den Kampf der Ideen ist ein Zeitraum der Ruhe eingetreten, zu stillen Forschungen benutzt gewiß zum Theil die Wissenschaft; die ideale Richtung, wohin früher die Geister sich lebendig und in üppiger Thätigkeit jugendlich bewegten, hat sich in die mehr reale umgewendet, mit dem ehrwürdigen Streben: die im Kampfe gewonnenen Ideen im Leben zu begründen, durch die strengste Untersuchung in dem Einzelnen zu befestigen, das ideale Chaos zu ordnen und dem in's Unendliche gehenden Baue feste Säulen unterzustellen. Der Geist der Medizin unsrer Tage, wie er sich in der Seele der bessern Aerzte verwahrt, ist der der wissenschaftlichen Erfahrung, der Beobachtung und Untersuchung in dem höhern Style, nicht mit dem physischen Auge allein, sondern auch mit dem geistigen. Aus den schwindelnden Höhen der Ideale hat sich die Wissenschaft zurückgekehrt in die Schooße des Lebens, in die Gänge und Bahnen seiner Entwickelung, aus den bodenlosen Tiefen philosophischer Formeln und allgemeiner Begriffe, hat sie sich erhoben zu dem festen Grunde, worauf alles Lebendige in seinen Urelementen und Kräften beruhet. Aber wohl soll man sich hüten, daß man nicht wiederum einseitig die Richtung der gemeinen empirischen Untersuchung verfolge, damit man sich nicht festrenne und der Geist ganz im Realen erstarre, sich zu sehr vereinzelne, und somit nur todte Elemente, Massen zu gewinnen, ohne innern Gehalt, ohne die Anlage zur geistigen Bewegung und Entfaltung. Durch das vorherrschende Streben Einzelner in der Zeit ist diese Furcht sehr wohl begründet; die Hallen der Wissenschaft füllen sich von Tage zu Tage mehr mit Zeitschriften und gehaltlosen Beobachtungen, die den Sinn nur verwirren, zerstückeln und von der Festhaltung des innern, gesetzlichen Zusammenhangs in den Dingen entfernen. Die Menge neu empfohlener Arzneien, die der eine Tag schafft und der andere vernichtet, das blinde, empirische Versuchen neuer Mittel, dieß schwankende Herumtappen, zeigt nur zu sehr den Hang zur blöden Empirie. Wir haben wahrlich des Einzelnen und der Arzneien genug, man sorge nur dafür, die Gesetze ihrer Wirksamkeit zu erforschen und das Einzelne zu ordnen, in zusammenhängender Kette zu vereinen, dann bedarf man des Haschens nach neuen Mitteln nicht weiter. Die Zeiten des Zufalls und seines glücklichen Fundes müssen für die Medizin vorüber seyn, wie das ideenlose Versuchen und Prüfen; in Grundsätzen muß die Praxis sich feststellen, welche uns das Wesen der Krankheit, die genetische Entwickelung ihrer Zufälle und die physiologische Deutung ihrer Erscheinung lehrt.

Die Art, wie der Verf. das Wesen des delirium tremens aufgestellt hat, wird nicht überall Eingang und Beifall finden. Er wird sich um so lieber diesen Widerspruch gefallen lassen, je mehr und inniger er überzeugt ist, daß die Beobachtungen der fortschreitenden Zeit seine Ansicht bewähren und sein Heilverfahren verbürgen wird. Entzündung und der Apparatus antiphlogisticus, als Universalpanazee in allen Krankheiten, sind zur fixen Idee in den Köpfen der Aerzte geworden, und wie früher das Gespinnst der Schwäche die Aerzte zum Erbarmen neckte, so hat man, vielleicht schon in der nächsten Zukunft, viel Unheil zu erwarten von der Blutsucht und Aderlaßwuth, welche die Köpfe der Practiker ergriffen und verrückt. Jedes Ding hat seine Zeit und ist gut zu derselben, aber vor allem muß man sich in der Praxis vor Einseitigkeit verwahren, denn diese darf es so wenig werden, wie ihr Gegenstand, das Leben in seinen mannichfaltigen Formen und Verwandlungen es wird. Man erwäge nur, daß die Methoden der Heilung nicht willkührlich sind, nicht abhängig vom menschlichen Geiste, von Deductionen und Analogien des Verstandes, sondern von der Natur der Krankheitsanlage, von den innern Verwandlungen in den Organismen, die bedingt sind von den Veränderungen in dem allgemeinen Leben der Erde, der Gestirne, in den cosmischen, elementarischen und organischen Kräften, in dem Character der weltgeschichtlichen Entwickelungen des Menschengeschlechts. Auch die Krankheiten haben den Character und die Farbe ihrer Zeit und wechseln mit den Zeiten; so auch die Methoden der Heilung. Die Zeit der Diathesis inflammatoria, als herrschende allgemeine Grundform für die Krankheitsgenesis, scheint vorüber, schon tritt sie nicht mehr rein und ungetrübt hervor, sondern vermischt, zusammengesetzt und mannichfach verwickelt — ein Zeichen der Uebergangsperiode der Umwandlung einer allgemeinen Krankheits-Diathesis in eine andere, so darf man erwarten, daß auch bald die Periode für die Lanzette und für den Schnepper vorübergehen wird. Mit diesen Mitteln, die zu ihrer Zeit und an ihrem Orte zu den wirksamsten und unentbehrlichsten in der Praxis gehören, wird in unsern Tagen ein unerhörter Mißbrauch getrieben; bei der leichtesten Krankheit fließt das Blut in Strömen, und ein sieches, kummerhaftes, sich in Erschöpfung und Nahrungslosigkeit verzehrendes Leben ist die unmittelbare Folge. Man soll nicht sich täuschen lassen durch den Erfolg des Augenblicks, man hat auch die Folgen für die Zukunft zu erwägen und zu berechnen. Unbegreiflich, unerhört ist die Einseitigkeit, wozu diese Blutsucht in der neuesten Zeit die Aerzte verführt; sie herrschte wirklich epidemisch und endemisch in den Köpfen des arzneienden Volkes. Alles war Entzündung, der Aderlaß die Universalarznei; diese Sucht artete aus in den gröbsten Schlendrian, in die gemeinste Quacksalberei. In der einen Tasche den Aderlaßschnepper, die Salmiakbüchse in der andern, so zogen die Practiker von Dorf zu Dorf, so wanderten sie von Haus zu Haus!

Weil der Verf von dem Aderlaß in dem Delirium tremens die bösesten Folgen gesehen, so warnt er bei dieser Gelegenheit überhaupt vor dem Mißbrauche dieses zu seiner Zeit so herrlichen, so unentbehrlichen Mittels. Wer möchte Arzt ohne dasselbe seyn, aber wer mag auch die Folgen berechnen und das Unglück, was aus seinem Mißbrauche hervorgegangen! Deutlich beweisen dieß die Menge von Abzehrungen, von Cachexien, die mannichfaltigen Formen eines siechen und zerrütteten Lebens, die uns so oft als Folge hitziger Krankheiten begegnen und die offenbar von dem unzeitigen und unsinnigen Gebrauche des Aderlasses herrühren. Vorzüglich traurig, von hohem Einflusse für die Dauer des ganzen folgenden Lebens, sind diese Folgen für den kindlichen Organismus — und die nächste Zukunft wird es zeigen, wie noch viele werden verloren gehen in den spätern Jahren des Lebens, die in der Kindheit durch unsinniges Aderlassen für den Augenblick gerettet und bewahrt, aber wo als Folge davon ein verborgener Keim zur Abzehrung zurückgeblieben, der erst zu seiner Zeit zur Reife kommt.

Möge man hinnehmen dieses bescheidene Buch mit dem freundlichen und heitern Sinne, womit es sein Vf. darbringt; möge es um so willkommener seyn, da es das erste über diese Krankheit im deutschen Vaterlande ist!

Geschrieben
im Juli 1825.

Dr. H. A. Göden.

Ueber das

LIRIUM TREMENS.

Erstes Kapitel.

Begriff und Name der Krankheit.

Der Begriff soll die wesentlichen Zeichen und Züge enthalten und aussprechen, worin die Krankheit in die äußere Erscheinung tritt; er soll die Zufälle umfassen, die der äußern Erscheinung eigenthümlich, wesentlich, genau damit verbunden und von ihr unzertrennlich sind, und welche in ihrer Gesammtheit die äußere Form der Krankheit bilden, zusammensetzen, als ein Ding von eigenthümlicher Natur, von beschränkter, in sich abgeschlossener, selbstständiger Gestalt. Der Begriff umfaßt das Seyn der Krankheit, sie als äußere Erscheinung, als feste, in sich geründete Form, in ihrer Eigenthümlichkeit und Geschlossenheit; der Begriff geht nicht auf die Genesis, auf das Werden, nicht auf das Wesen und das Innere; dieß ist Sache der Idee, welche die Krankheit nicht in ihrem äußern Seyn, als selbstständige, gebildete Form, als ein wirkliches Daseyendes begreift, sondern welche auf ihren innern Keim, auf ihr Werden zurückgeht, und sie in ihrem organischen Wachsthum, in den Stuffen ihrer Entwickelung erfaßt. Nur die ausgebildete, in ihrer Form, in allen ihren eigenthümlichen Zügen entwickelte, aufgestellte Krankheit, oder diese in ihrer Vollendung, auf der Stuffe ihrer Blüthe und Höhe, in ihrer reifen, ausgebildeten Gestalt, ist Sache des Begriffs; aber die sich erst entwickelnde, die werdende, so wie die Elemente und inneren Bedingungen des Werdens, und der innere Grund von dieser Eigenthümlichkeit der äußern Form, die Entwickelung hievon, das ist die Bedeutung der Idee der Krankheit.

Unter Delirium tremens verstehen wir: eine Krankheit des Nervensystems, deren Form und äußere Erscheinung aus Zeichen und Zufällen zusammengesetzt ist, welche vorzüglich hindeuten auf eine heftige und tiefe Affection des Gehirns und Nervensystems, deren hervorstechende Zufälle und Zeichen in Delirien und Phantasien mancherlei und sehr veränderlicher Art, in einem allgemeinen *habitus tremulentus*, in einem convulsivischen, anhaltenden Zittern der Glieder bestehen, auf der Höhe mit lähmungsartigen Zufällen und unwillkührlichen, zitternden Bewegungen der Muskeln; dabei ohne alle Zeichen und Zufälle einer krankhaften Veränderung im Blutgefäßsystem, ohne Zeichen von Fieber, von Reitzung in diesen Gebilden, alles aber hindeutend auf ein krankhaftes, erhöhetes Leben, von Aufgeregtseyn im Nervensystem; dabei verschiedene Stuffen ihres Wachsthums, bestimmte Zeiträume ihrer Entwickelung, ihre eigenthümliche, ihr vorzüglich wesentliche, bestimmte Krisis, die sich aber in keinem Falle in materiellen organischen Veränderungen zeigt, nicht in der Absonrerung und Ausleerung krankhafter Stoffe, nicht in Meta=

morphosen in den Se= und Excretionen, sondern bloß in einer immateriellen Umstimmung des Nervensystems durch ihre Krisis — durch einen natürlichen, anhaltenden, festen Schlaf; die Anlage zu dieser Krankheit ist auch eine ganz eigenthümliche, von bestimmten Bedingungen abhängende, gegründet in dem zur Gewohnheit gewordenen Mißbrauch und Unregelmäßigkeit in dem Genuß des Brandtweins, wodurch die eigenthümliche Stimmung im Nervensystem erzeugt wird, welche den Grund dieser Anlage enthält.

Dieß sind die Züge und Verhältnisse, in welchen diese Krankheit als selbstständige Form zur äußern Erscheinung kommt, und aus welchen die Richtschnur zu entnehmen ist, welche zu der Einsicht in ihr inneres Wesen führt, und in den organischen Grund ihres Werdens; denn aus der inneren Natur, aus dem Heerde ihrer Entwickelung wird die Form und ihre Zeichen in ihrer Eigenthümlichkeit sich deuten und erklären lassen. Daß die nächste äußere Veranlassung der Krankheit in dem übermäßigen und regelwidrigen Gebrauch der geistigen Getränke, besonders des Brandtweins, sich gründet, lehrt die Beobachtung, und daher kann man diesen Umstand in die Begriffs=Bestimmung der Krankheit mit aufnehmen. Wenn auch Nervenkrankheiten vorkommen, die in ihrer äußern Erscheinung der Form der in Frage stehenden Krankheit sehr gleichen, und wo man nicht in der Ferne den Brandtwein als Veranlassung beschuldigen kann; so gehören diese pathologischen Erscheinungen immer zu den Seltenheiten, und haben keinesweges die specifike Natur, auch nicht die eigenthümliche Art der Entstehung, des Wachsthums, der Krisis und des Ausgangs. Wo, wie hier immer, das Uebermaaß im Genusse geistiger Getränke die Veranlassung giebt, da muß diese Ausschweifung nicht vorübergehend, nicht flüchtig seyn, sondern schon zur Gewohnheit geworden; denn nur bei habituellen Säufern bildet die Krankheit sich aus. Eine vorübergehende, noch so heftige Trunkenheit und Berauschung im Brandtwein bringt niemals ein delirium tremens hervor, wenn sie nur vorübergehend ist, und nicht, wenn auch nur im geringern Grade, öfters, ja täglich wiederholt wird. Bei Wejntrinkern, selbst bei solchen, die oft, ja täglich sich im Uebermaaße des Genusses berauschen, hat man noch nicht die Krankheit beobachtet.

Was den Namen: delirium tremens, betrifft, den die Krankheit von den Engländern erhalten, so hat er nicht den allgemeinen Beifall, und wird von vielen Aerzten als unpassend bezeichnet. Ist es genügend, daß der Name der Krankheit allein die äußere Form derselben in bestimmtem Ausdrucke bezeichnet und ausspricht, so ist der des delirium tremens ganz zweckmäßig und passend, indem die beiden Hauptzeichen, die immer bleibenden, eigenthümlichen und wesentlichen, in diesem Namen enthalten. Zweckmäßiger und richtiger wird aber die Benennung einer Krankheit seyn, welche das innere Wesen der Krankheit andeutet, von ihrer Natur entnommen ist und auf den Grund ihrer Bildung geht und ihren organischen Heerd; wir werden später einen anderen Namen dafür vorschlagen, wenn wir vorher zuerst das Wesen und den Sitz der Krankheit erörtert haben. Aber es giebt Fälle der fraglichen Krankheit, wo die Benennung als delirium tremens auch nicht passend ist, und nicht genau die äußere Form bezeichnet; freilich gehören diese Fälle zu den pathologischen Seltenheiten, man muß sie aber doch berücksichtigen, da sie in der Beobachtung, wenn gleich selten, vorkommen. Es giebt nämlich eine sehr böse, meist tödtliche Nervenkrankheit habitueller Säufer, wo das eine Symptom des delirium tremens, nämlich das delirium, ganz fehlt, wenn gleich das andere, das convulsivische, haltungslose, unruhige, angstvolle Wesen, der habitus tremulentus, das Zittern der Glieder und die anderen Zufälle in hohem Grade und in vollendeter Form ausgebildet sind. Dem Ursprunge, der Veranlassung, der Mehrzahl der Zufälle nach, so wie auch der Heilmethode, sind beide Formen identisch und Eine, nur daß bei der einen das eine Haupt- und Grundzeichen, das delirium, die Verwirrungen des Geistes, das unaufhörliche verwirrte, delirirende Schwatzen gänzlich fehlt. Diesen Zufall beobachtet man vorzüglich bei schon bejahrten, alten Säufern, besonders bei denen von dem phlegmatischen, ruhigen Temperament, deren Geistesfeuer von jeher nur in schwachen, glanzlosen, trüben Funken glimmte, zu deren Natur eine Stumpfheit, ein Torpor im Gehirn und Nervenleben gehört, bei den ödematösen, aufgedunsenen, schwammigten Personen. Hier hat das delirium tremens nicht seine eigenthümliche Form, es stellt in seinen Zufällen nicht das Bild des nervösen Erethismus, sondern das Gegentheil auf, einen rein convulsivischen, lähmungsartigen, paralytischen Zustand. Die Kranken werden schnell und plötzlich von Convulsionen und einem allgemeinen krampfhaften Fliegen und Zittern ergriffen, sie haben kein Glied, keine Bewegung in ihrer Gewalt, sie sind ganz der Willkühr beraubt, können in keiner Lage oder Stellung sich halten, werden immer daraus geworfen, convulsivisch gezerrt, ihr ganzer habitus zeigt das Bild einer großen innern Angst und convulsivischen Unruhe, ihre Gesichtsmuskeln sind verzerrt und zitternd, aber dabei sind sie bei Bewußtseyn, sprechen verständig, wenn gleich mit zitternder, lallender Zunge, aber kein Zeichen jener ungestümen, unsteten, wilden Delirien. Dieser Zustand hat gewöhnlich nur eine kurze Dauer, denn bald folgt eine allgemeine Lähmung des Gehirns und Nervensystems, ein tiefer, schnarchender Sopor und Stupor tritt ein, der Athem geht sehr langsam und Schleim röchelnd, und ein Nervenschlag macht bald der Scene ein Ende. Diese höhere Form des delirium tremens (sit venia verbo!) hat der Vfr. nur bei schon bejahrten, alten Säufern getroffen und nur vier Mal beobachtet, aber immer war der Ausgang tödtlich.

Der Name delirium tremens hat bei diesem Zufalle auch noch eine andere Bedeutung, in welcher er zweckmäßig und treffend erscheint, indem er nämlich genau die Art und Form der Delirien bezeichnet; denn das delirium ist in der fraglichen Krankheit wahrlich ein zitterndes, ein unstetes, eine Verwirrung der Vorstellungen und Gedanken, ein höchst flüchtiges Abspringen von der einen auf die andere, eine wahre, flüchtige, unstete Jagd von Vorstellungen und Ideen ohne Ordnung und Zusammenhang.

Man hat die in Rede stehende Krankheit noch mit dem Namen einer Encephalitis, Phrenitis Potatorum, Hirnentzündung der Säufer, belegt. Diese Benennung ist nur nicht allein ganz unpassend, sondern auch widersinnig und für die Praxis von den unglücklichsten Folgen; denn es wird hier eine Ansicht von dem Wesen und dem Organe der Krankheit vorausgesetzt, die geradezu die unrechte, verkehrte und widersinnige ist, und deßwegen die Heilmethode auf Irrwege führen muß, und auch schon in mehreren unglücklichen Fällen geführt hat. **Von einer Hirnentzündung** so wenig, wie von einer **Entzündung überhaupt**, als dem innern Wesen der Krankheit, kann bei dem delirium tremens die Rede seyn, da sein Wesen das Gegentheil der Entzündung ist, und das Gehirn nicht das Organ seiner ursprünglichen Entwickelung. Im ganzen Verlaufe der Krankheit, selbst nicht auf dem Punkte ihrer Höhe, treffen wir kein einziges Zeichen, was ein Leiden des Gefäßsystems, auch in der Ferne nicht einmal, anzeigte; keinen einzigen Zufall, der hindeute weder auf abnorm gesteigerte Vegetation, noch auf eine excentrische Thätigkeit im Gefäßsystem und in den arteriösen Gebilden. Weder die Zufälle im Verlauf, noch die im Zeitraume der Krisis oder des Ausgangs, deuten auf eine Entzündung, weder einer hitzigen, noch schleichenden, verborgenen; wir beobachten nie als Folge und Ausgänge der Krankheit krankhafte materielle Metamorphosen in den organischen Gebilden, die den Ausgängen der Entzündung so wesentlich sind.

Die Pathologie sollte in ihrer Nomenclatur bestimmter seyn, und die Regel zu ihrer Richtschnur nehmen: den Namen einer bestimmten Krankheit möglichst so zu wählen, daß in demselben nicht bloß das äußere Bild, die Form in ihren wesentlichen Zeichen ausgesprochen würde, sondern daß derselbe auch zugleich die Bestimmung des innern Wesens enthielte. Aber vor allem muß die Wahl eines Namens vermieden werden, der geradezu das Gegentheil von dem ausspricht, was als Wesen dem Symptom zum Grunde liegt.

Zweites Kapitel.

Von den Eigenthümlichkeiten des delirium tremens.

Es ist hier die Aufgabe, den aufgestellten Begriff der Krankheit weiter zu entwickeln und die ihr wesentlichen und eigenthümlichen Zeichen genauer zu erörtern. Diese Zufälle geben die Grundlage der bestimmten Form, und sind von ganz eigenthümlicher Natur; daher dürfen nur diejenigen in diese Reihe aufgenommen werden, welche immer gegenwärtig, in jedem Falle beständig sind, nirgends fehlen, und in ihrer Gesammtheit die Form der Krankheit, als eine, auch im Aeußern, sui generis bezeichnen. Symptome, die aus zufälligen und individuellen Verhältnissen das Bild der Krankheit entstellen und trüben, gehören nicht hieher, z. B. die Complicationen mit anderen Krankheiten, die Veränderungen, welche die Verschiedenheit des Temperaments, der äußern Lebensumstände des Kranken, des Lebensalters in das Bild der Krankheit und in die Entwickelung ihrer Form bringen, kommen hier nicht in Rücksicht; denn nur das Bleibende, Beständige und Wesentliche ist hier von Bedeutung. Zu den Eigenthümlichkeiten, wodurch das delirium tremens zu einer selbstständigen Krankheitsform, zu einem morbus sui generis gemacht wird, rechnen wir:

1) Eine ganz bestimmte, ganz eigenthümliche Anlage zu dieser Form der Krankheit, die wiederum genau zusammenhängt mit einem bestimmten Einflusse von Außen, wesentlich diesem verbunden, und in diesem als ihrem be-

dingenden Grunde besteht. — Zu den Eigenthümlichkeiten einer Krankheit gehören nicht bloß die wesentlichen, pathognomischen Zeichen und Zufälle derselben, die von Innen heraus die Form bilden, sondern auch die äußern Verhältnisse, von denen als nothwendigen Bedingungen die Ausbildung gerade dieser Form in dieser Eigenthümlichkeit unzertrennlich ist. Das äußere Moment, was diese bestimmte Anlage bedingt und den Keim zu der Krankheit im Organischen pflanzt, ist der Mißbrauch und der regelwidrige, unmäßige Genuß spirituöser Getränke, des Brandtweins, des Rums. Aber um diese Anlage zu erwecken und auszubilden, ist es nothwendig, daß diese Unmäßigkeit schon habituell, zur Gewohnheit geworden ist, oder daß ein zu Zeiten, wenn auch öfters wiederholter Rausch dieß zu bewirken vermag, sondern daß der tägliche Mißbrauch eine unerläßliche Bedingung, wenigstens zur vollkommnen Ausbildung der Krankheit, ist; der Genuß des Brandtweins muß vorher erst zur Gewohnheit, ja zum täglichen Bedürfniß geworden seyn, wenn er diese Krankheit hervorbringen soll. Wie viele Menschen begegnen uns nicht, welche zu Zeiten dem Trunke ergeben, welche sich stark, bis zur Raserei und gänzlichen Unfähigkeit berauschen, den Brandtwein zu Zeiten in unglaublicher Menge trinken, dann aber wieder Wochen, Monate lang denselben ganz vermeiden, oder nur ab und an in kleinen Quantitäten genießen, und bei diesen wird man nicht die Anlage zum delirium tremens finden, auch nicht die entwickelte Krankheit. Hiezu ist die tägliche Gewohnheit, das habituelle Bedürfniß erforderlich; der Trinker befindet sich unwohl, ist zu Nichts aufgelegt, ist krank, und erholt sich erst allmählig, wenn er bis zu einem halben oder ganzen Rausch mit dem Brandtwein gestiegen ist. Eigenthümlich ist es dieser Anlage, daß sie längere Zeit hindurch bestehen kann, Wochen, Monate lang bei steter, täglicher Trunkenheit verlebt, bevor sie in der vollendeten Form als Krankheit, als delirium tremens, in die äußere Erscheinung ausbricht; aber keinesweges ist dieser Zeitraum der Anlage ein Zustand der Gesundheit, aber auch noch nicht der der ausgebildeten Krankheit; es ist ein allgemeines Leiden, ein tiefes Krankheits-Gefühl, nur noch nicht zur wirklichen Krankheit heraufgestiegen. Dieser unglückselige Zustand dauert Monate, Wochen lang, erleichtern thut ihn nur der Genuß des Brandtweins, und auf diese Art gehört oft ein Rausch, täglich wiederholt, von sechs bis acht Wochen, von Monaten dazu, bis der Ausbruch des delirium tremens gewaltsam den unglücklichen Zustand durchbricht, und wenigstens auf einige Zeit kritisch verbessert.

Daß man die dem delirium tremens wesentlichen Zufälle auch bei anderen Nervenkrankheiten findet, und bei Personen, die niemals dem Trunke ergeben, ja niemals den Brandtwein gekostet, dieser Umstand hebt keinesweges die Annahme auf: daß das delirium tremens sich wesentlich in diesem unmäßigen und unregelmäßigen, habituellen Mißbrauch gründe; denn wo wir diese Zufälle in Krankheiten beobachten, da haben sie keinesweges das Wesen und die Bedeutung der fraglichen Krankheit, sondern eine ganz andere, und sind wesentlich und innerlich von ganz verschiedener Natur. Denn man beobachtet diese Zufälle zuweilen auf der Höhe des Verlaufs einer Entzündung in wichtigen Nerven-Gebilden, in dem Punkte, wo diese im Begriff steht, ihren Ausgang zu machen in organische Metamorphosen, in Zerrüttungen der Nerven=Materie, und in dieser Bedeutung gelten sie hier als höchst bösartige, tödtliche Zeichen, was keinesweges von ihnen gilt, wenn sie hervorgehen aus dem Wesen des delirium tremens; keinesweges haben sie hier die absolute Bösartigkeit. So beobachtet man ähnliche, ja dieselben Erscheinungen, auf der Höhe und auf dem Punkte des bösen, die Nerven=Materie zerrüttenden, verwandelnden Ausgangs einer Encephalitis, einer Entzündung des Rückenmarks, des Diaphragma, des Nervus vagus, des plexus coeliacus; wo die Nerven=Materie sich in die elementarische Lymphe, in Wasser zersetzt, zurückgeht in das niedere Wesen der vegetativen Natur, oder wo die Nerven=Materie sich in After=Gebilde verwandelt, wo ihre Häute sich verdicken, verhärten, oder in die Gangräne auflösen. Auch findet man Zeichen dieser Art auf der Höhe der Entzündungen in anderen Gebilden, und nicht bloß bei denen im Gehirn und in den edlern Gliedern des Nervensystems, bei Entzündungen in den meisten Organen auf dem Punkt ihres Verlaufs, wo sie in die Gangräne übergehen, und wo unter brandigter Auflösung und Zersetzung die organische Materie erstickt; vor allem bei der Entzündung des Magens, des Bauchfells, der Gedärme. Auch die Erscheinungsweise und äußere Form, wenigstens des einen Hauptsymptoms, stellt hier eine wesentliche Verschiedenheit auf, nämlich das Delirium; wo nämlich dieses auf der Höhe der bezeichneten Entzündungen sich entwickelt, da ist es mild, sanft, verwirrt, dumm, das delirium mite, blandum, mit der bösartigen, dummen Physiognomie; bei dem delirium tremens ist es mehr heftig, rasch, hastig, wild, unstet, flüchtig; wo es zu anderen Zeiten dieser Entzündungen in ihrer

Blüthe sich zeigt, da fehlen die anderen Zeichen des delirium tremens, das Fliegen der Glieder, das Zittern, der habitus convulsivus; aber auf der Höhe dieser Entzündungen, im Zeitraume ihres Ausgangs ist dieß delirium nie wild, ungestüm, hastig, sondern stellt sich immer als delirium mite dar, wodurch es sich wesentlich von den Delirien in der fraglichen Krankheit unterscheidet, wenn gleich der convulsivische habitus und das Zittern, bei der wesentlichsten, innern Verschiedenheit, im Aeußern beider Zustände große Aehnlichkeit zeigt.

2) Das *delirium tremens* hat gleichsam in einer Art und für eine Zeit die Bedeutung einer Krisis für den habituellen Zustand der Trunkenheit. — Nachdem der Säufer Wochen, Monate lang täglich dem Trunke zur Berauschung gefröhnt hat, nachdem er diese ganze Zeit hindurch in jenem unbehaglichen und unglücklichen Zustande gelebt hat, der schon die Vorboten der sich entwickelnden Krankheit zeigt, und deren Ausbruch er immer wieder durch einen neuen Rausch, durch den erneuerten und noch gesteigerten Mißbrauch des Brandtweins vorzubauen sucht, unterliegt doch zuletzt seine Natur; er läßt im Trinken nach, der Rausch bleibt aus, die Vorboten der sich entwickelnden Krankheit zeigen sich deutlicher, die so bedeutsame und den Vorboten der Krankheit so wesentliche Schlaflosigkeit tritt ein, dauert mehrere, vier, sechs, acht Nächte, unter immer deutlicher und stärker sich entwickelnder Krankheit, hindurch fort, bis diese dann endlich in ihrer Blüthe ausbricht und in allen ihren schrecklichen Zeichen und Zufällen. Nach eingetretenem kritischen, festen, tiefen, anhaltenden Schlaf ist die Krankheit oft mit

einem Male und sicher gehoben, alle Zufälle verschwinden plötzlich; denn der Schlaf, der feste und tiefe, ist allein die dem delirium tremens wesentliche Krisis. Aber er ist es nicht allein für den Ausbruch der Krankheit, sondern auf kürzere oder längere Zeit auch für die Trinksucht selbst; denn nach überstandenem Anfalle sehen wir die ältesten Trunkenbolde oft auf immer, oft wenigstens auf eine längere oder kürzere Zeit, von ihrem krankhaften Triebe und ihrem Uebel geheilt; ihre ganze Constitution verbessert sich, der seit lange erloschene Appetit kehrt in ungewohntem, meist in einem sehr hohen Grade zurück. Man könnte in diesem Sinne das delirium tremens gleichsam die Blüthe, die Höhe der Trinksucht nennen, die Periode ihrer Krisis, die Totalsumme vieler einzelner, täglicher Berauschungen.

Man hat in der neuesten Zeit die mehrere Nächte anhaltende Schlaflosigkeit, welche allerdings immer dem Anfalle des delirium tremens vorausgeht, als die veranlassende Ursach desselben aufgestellt. Allerdings lehrt uns die Beobachtung, daß anhaltende, lange dauernde Schlaflosigkeit nicht allein Täuschungen der Sinne, sondern auch Verwirrungen des Geistes, Delirien und verkehrte Vorstellungen und Gefühle hervorbringt. Aber dieser Zustand hat eine ganz andere Bedeutung, ein ganz anderes Organ, als die in Rede stehende Krankheit; er bezieht sich unmittelbar auf das Gehirn, und setzt eine krankhafte, überspannte Hirnthätigkeit, ein Aufgeregtseyn des ganzen Gemeingefühls und der Sinne als sein Wesen voraus, indem beim delirium tremens das Gehirn nicht ursprünglich, sondern consensuell, nicht idiopathisch, sondern nur deitropathisch ergriffen ist.

Auch fehlt bei diesem Krankheitszustande des Gehirns das eigenthümliche Zittern und Fliegen der Glieder, die Convulsionen und Krämpfe, die lähmungsartigen Zufälle, welche unserer Krankheit so wesentlich sind. Die Schlaflosigkeit ist wesentliches, beständiges Symptom des *delirium tremens*, und geht immer zunächst und unmittelbar seinem Ausbruche voraus; aber sie ist keinesweges Bedingung und Ursach der Krankheit. Diese anhaltende, so quälende Schlaflosigkeit hat zunächst ihren Grund wohl darin: daß der Kranke das Brandtweintrinken ganz, mit einem Male unterläßt, daß er Widerwillen dagegen hat, oder ihn nur in ungewohnt kleinen Dosen genießt, weßwegen dann der gewohnte Rausch sich nicht einstellt, und so, bei dem schon verstimmten und zerrütteten Nervensystem, der Schlaf ausbleibt, weil das gewohnte Mittel der Betäubung, der Brandtwein, entweder ausgesetzt oder in zu kleinen Portionen genommen ward; denn bei dem zerrütteten Zustande habitueller Säufer ist der Rausch und die Betäubung das künstliche Mittel, den Schlaf zu erregen. Denn immer beobachtet man, daß mehrere Tage vor dem Anfalle des delirium tremens, der Brandtwein entweder ganz gemieden, oder nur in sehr kleinen Portionen getrunken wird. Denn die Krankheit bricht nicht plötzlich, auf einen Stoß hervor, sondern sie steigt allmählig durch den Zeitraum der Vorboten zu ihrer Höhe und Krisis hinauf.

4) Die Delirien gehören zu den wesentlichen Eigenthümlichkeiten der Krankheit; sie sind von besonderer Art und eigenthümlicher Natur, auch in den verschiedenen Zeiträumen von verschie-

bener Art und niederm oder höherm Grade. Im Allgemeinen sind die Delirien heiter, komisch, scherzend, lustig; mit unter, meist aber erst auf der Höhe der Krankheit, wild, heftig, oft wüthend und rasend, dieß oft kurz vor dem Eintritt der Krisis, des Schlafes, aber immer, wenn der Kranke durch Widerstand oder Gewalt gereizt wird; die Delirien sind unstet, flüchtig, keine Vorstellung bleibt fest, alles mengt sich bunt durch einander, und sprungweise geht es fort von dem einen Extrem auf das andere; am festesten steht noch die Idee, die mit dem Berufsgeschäfte zusammenhängt. Der Kranke will nichts von Kranksein wissen; er glaubt sich ganz gesund; groß ist der Widerspruch zwischen seinem Zustande und seinen Gefühlen und Vorstellungen.

4) Die schon erwähnte, so anhaltende als quälende Schlaflosigkeit, nach den Zeiträumen in verschiedenem Grade und verschiedener Form, zuerst vorzüglich mit einer täuschenden Einwirkung auf die Sinne, mit einer Trunkenheit, Verwirrung und Täuschung derselben. Daher kommen dem Kranken, wenn er die Augen schließt, mancherlei Sinnestäuschungen vor; er sieht mancherlei schreckhafte, ängstigende Gestalten und fremde Bilder; er hört bekannte und unbekannte Stimmen in seiner Umgebung sprechen und zusammenhängend reden, er hört singen und musiciren; er fühlt fremde Thiere in seinem Bette, an seinem Körper, und im Anfange der sich ausbildenden Krankheit, wo diese Trunkenheit der Sinne schon da ist, ist er noch bei Bewußtseyn; er weiß es, er ist es sich bewußt, daß es Täuschungen sind, aber er kann sich doch nicht davon trennen, und beim vollkommen wachenden Zustande verschwinden sie nicht; daher will und kann der Schlaf sich nicht einstellen.

5) **Der** *habitus convulsivus, tremulentus*, **das anhaltende, unaufhörliche Zittern und Fliegen des ganzen Körpers, vorzüglich der untern und obern Glieder.** Convulsionen und Krämpfe aller Art an den verschiedensten Theilen; der Körper ist in steter, zitternder Bewegung, ganz haltungslos; das Auge ist in einer immerfort zitternden, convulsivischen Bewegung, daher entstellt und von widerlichem Ansehen; alle Gegenstände erscheinen dem Kranken taumelnd, in einer zitternden, unsteten, tanzenden Bewegung; so auch das Zittern, die convulsivischen Bewegungen der untern Kinnlade, die in den höchsten Graden der Krankheit zuweilen in einen wirklichen Trismus ausartet, was der Vfr. in zwei tödtlich abgelaufenen Fällen beobachtet hat, mit Opistothanus verbunden; das so widerliche und ängstliche Knirschen mit den Zähnen; die oft Paroxysmenweise sich einstellenden heftigen Brustkrämpfe mit der größten Angst und Unruhe, mit schnellem, engen, kurzen Athem, die bald kürzere, bald längere Zeit andauern.

6) **Die innere Angst und Unruhe mit ungestümer Hastigkeit und Heftigkeit.** Diese treten oft schon vor dem Ausbruche der wirklichen Krankheit ein, und zeigen den noch bevorstehenden Anfall an; meist kommen diese Paroxysmen plötzlich, und wenn der Kranke die Augen schließt und zu schlafen versucht; diese Angst treibt ihn aus dem Bette, hastig springt er heraus, und es drängt ihn in's Freie; er will entfliehen, ist aber doch bald wieder durch freundliches Zureden zum Bewußtseyn zu bringen. Auf der Höhe der Krankheit und kurz vor der Krisis beobachtet man diese Angst und Unruhe nicht, wenn gleich der Kranke, sich

für gesund haltend, in's Freie strebt und an seine Berufsgeschäfte gehen will.

7) Das Delirium ist, selbst auf der Höhe der Krankheit und kurz vor der Krisis, nicht zu allen Zeiten in gleichem Grade und in anhaltender Heftigkeit. Es giebt vorübergehende Minuten, wo man den Kranken bei vollem, klaren Bewußtseyn antrifft, wo er ganz vernünftig und zusammenhängend spricht, bis dann plötzlich eine Täuschung der Sinne oder eine Vorstellung ihn verwirrend ergreift, die hellen Zwischenräume schnell unterbricht und die heftigen Delirien und Verwirrungen wiederkehren.

8) Das Unstete, Ungestüme, Hastige, Heftige, Zitternde, Haltungslose in allen Actionen, in allen Bewegungen, im Körperlichen, wie im Geistigen; es fehlt überall an Festigkeit, an Kraft, an Ausdauer; die Sprache ist ganz verändert, hastig, schnell, ungestüm, heftig; alles, was der Kranke thut, jede Bewegung ist rasch, hastig, alles ohne Stetigkeit, das ganze Wesen flüchtig. Dieser Zustand gehört schon in die Reihe der Vorboten, und zeigt sich schon vor dem wirklichen Ausbruche, dauert aber im ganzen Verlaufe fort bis zur Höhe der Krankheit und zum Zeitraum der Krisis.

9) Die eigenthümliche, wesentliche Krisis, der feste, tiefe, ruhige Schlaf, und die so schnell und plötzlich darauf folgende Genesung, das Verschwinden aller Zufälle auf einen Stoß, mit einem Male. — Bei keiner andern Krankheit beobachtet man diese rasche Genesung, dieß plötzliche Verschwinden aller Zufälle, selbst in den Fällen nicht, wo die Krisis ganz

vollkommen war. Es scheint überhaupt den Nervenkrankheiten eigenthümlich zu seyn, daß ihre Krisis auf einen Schlag, plötzlich sich einstellt und eine rasche Entscheidung bewirkt; dieß liegt in der Natur dieser Krisen, weil sie von dem immateriellen, mehr flüchtig-ätherischen Wesen sind, da die Krisen bei den Krankheiten des Gefäßsystems, des arteriösen, venösen und des lymphatischen, nicht plötzlich die Krankheit entscheidend wirken, sondern allmählig und in leisen Uebergängen, in mehreren einzelnen Krisen, weil die Krisis hier in materillen Metamorphosen gegründet und bedingt ist. Wenn die Nervenkrankheit eines Augenblicks, einer Minute zu ihrer Entscheidung bedarf, so hat die in den andern Systemen einen eigenen Zeitraum, dessen Dauer mehrere Tage hindurch fortgeht, und in materiellen Metamorphosen in den Se- und Excretionen sich erkennen läßt.

10) Die häufigen, anhaltenden, profusen Schweiße, vorzüglich im Gesicht, auf der Stirn, an den Wangen; in großen Tropfen steht der Schweiß auf diesen Theilen und fließt davon ab; dabei fühlen die Theile sich kalt an, oft trieft der ganze Körper vom Schweiß. Der Verfasser hat in allen Fällen der Krankheit dieses Symptom als immer beständig beobachtet, und rechnet es daher zu der Reihe der wesentlichen Zufälle; andere Beobachter wollen es zwar nicht als ein solches anerkennen, aber mit Unrecht. Was die innere Bedeutung dieses Schweißes mit Kälte der Theile betrifft, so ist es ein Zeichen von der innern Angst und Unruhe, die aus dem empörten Nervenleben des plexus solaris entsteht, daher man dieses Symptom immer beobachtet bei tief greifenden Affectionen des gastrischen Nervensystems. Aber eigenthümlich ist dieser Zufall dem delirium

tremens wieder in der Art: daß diese innere Angst und Unruhe dem Kranken nicht zum Bewußtseyn, nicht zum Selbstgefühl kommt, was allerdings bei andern Krankheiten dieser Nervensphäre der Fall ist, indem die Kranken nicht bloß klagen über diese innere Angst und Unruhe, sondern indem man dieselbe auch in den äußern Zeichen beobachtet: in der unruhigen Lage im Bett, in dem steten Hin- und Herwerfen, in der beständigen, unruhigen Veränderung der Lage; bei dem delirium tremens zeigt diese Unruhe und Angst sich nur in dem Streben außer dem Bett in's Freie, aus dem plötzlichen, angstvollen Herausspringen des Kranken aus dem Bett, und dem hastigen, unruhigen Wesen. Aber Klagen des Kranken über innere Angst und Unruhe wird man beim delirium tremens nicht hören, denn der Kranke wähnt sich vollkommen gesund.

11) Der gänzliche Mangel von irgend einer Affection des Gefäßsystems; der ruhige, sich immer gleichbleibende Puls, der ganz dem natürlichen und gesunden gleichkommt, von ganz regelmäßigem Typus, nicht schnell, mehr langsam, nicht hart, mehr weich, nicht schwach, mehr stark; die ganz gesunde, normale Temperatur, der gänzliche Mangel von Remission und Exacerbation; denn daß der Kranke zu einer Zeit mehr vernünftig und bei Bewußtseyn ist, als zu einer andern, kann man nicht hieher rechnen, weil dieß ganz zufällig sich verhält, und gesetzlos, ohne allen Typus, ohne irgend eine bestimmte Periode zu halten, vorkommt, da ein fester, periodischer Umlauf den Remissionen und Exacerbationen wesentlich zukommt; man beobachtet weder einen Wechsel von Hitze und Kälte zu bestimmten Tageszeiten, noch einen Nachlaß der Zufälle; die Temperatur ist

normal; ferner kommen selten krankhafte Veränderungen in den Se- und Excretionen vor, Urin- und Stuhlausleerungen sind meist normal. Kein Zeichen von Fieber, kein Zufall eines aufgeregten, kranken Gefäßsystems, keine Wallungen im Blute, beobachtet man, und doch hat man das Wesen der Krankheit als Entzündung angesprochen, und zwar als eine in dem edelsten und wichtigsten Organ?!

12) Der Kopf ist vollkommen frei von jeder Spur des Schmerzes, kein Zeichen von Schwere, von Eingenommenheit, von Betäubung, von *Sopor*. Der sicherste Beweis davon: daß der Heerd der Krankheit nicht im Gehirn ist, denn auch selbst in den geringsten, wie in den schwersten Graden eines ursprünglichen Hirnleidens fehlt eins oder das andere dieser Zeichen nicht. Das delirium kommt hier nicht aus dem Gehirn, hat seinen Sitz nicht in diesem Organ, nicht das Gehirn delirirt, sondern eine andere Sphäre des Nervensystems; hierin besteht das Wesen des delirium tremens.

13) Das Zittern der untern Kinnlade und das Zähneknirschen. Das erstere Symptom zeigt sich immer schon vor dem Ausbruche der Krankheit und gehört mit in die Reihe der ganz eigenthümlichen Vorboten; es dauert fort durch den ganzen Verlauf, und ist später und auf der Höhe mit dem anhaltenden und gräßlichen Zähneknirschen verbunden. Bei dem höchsten Grade der Krankheit beobachtet man, daß dieser Zufall in einen wirklichen Trismus übergeht — das böseste Symptom im delirium tremens.

14) Ein hoher Grad von Unempfindlichkeit, von Gefühllosigkeit, eine stumpfe Gleichgültigkeit gegen äußre, schmerzhafte Einwirkungen,

selbst von starkem Grade Das Empfindungsvermögen scheint gleichsam in einem gelähmten, paralytischen Zustande zu seyn; daher die Unempfindlichkeit gegen Hitze und Kälte; die sonst so empfindlichen Eindrücke, welche die kalten Uebergießungen hervorbringen, machen auf den Kranken keinen Eindruck, ruhren ihn nicht, er scheint sie mit Wohlbehagen zu ertragen und zeigt die höchste Gleichgültigkeit dabei; die schärfsten Senfteige können Tage lang liegen, ehe sie als Rubefacientia wirken, und wenn sie endlich selbst tief eingreifende Verletzungen, große, tiefe Geschwüre hervorbringen, so klagt der Kranke nicht über Schmerz während dem Anfall — aber desto mehr und empfindlicher nach eingetretener Krisis. Noch vor kurzem hatte der Vfr. einen Kranken dieser Art zu behandeln, der zugleich an einer tief greifenden Vereiterung in dem Hacken des rechten Fußes litt, nach einer vorausgegangenen rheumatischen Entzündung dieses Theils; während der Eiterung brach das delirium tremens aus, wozu er schon seit mehreren Wochen die Anlage gehabt. Die Vereiterung ging tief, der Eiter war schlecht, jauchigt, es hatten sich mehrere fistulöse Gänge gebildet; diese mußten geöffnet werden, um den drohenden Knochenfraß und die Zerstörung der Achillessehne zu verhüten: der Wundarzt öffnete diese mit drei tiefen und ziemlich langen Einschnitten; von diesem allen fühlte und empfand der Kranke Nichts, während der Operation und dem Verbande schwatzte er unaufhörlich fort mit heiterer Stimmung, unter Scherzen und Lachen, immer fort springend von einem Gegenstand auf den andern. Ein anderer Kranke dieser Art setzte sich während der Höhe des delirium tremens an einen glühend heißen Ofen, er verbrannte sich die Kleider bis auf die Haut, so daß eine tiefe Verletzung und eine Brandstelle von der Größe eines Thalers entstand — er hatte gar nichts hiervon gefühlt, und die Umstehenden, durch den Gestank der verbrannten Kleidungsstücke aufmerksam gemacht und aus ihrem Schlafe geweckt (es war Nachts und die Wächter waren eingeschlummert), hatten Mühe und mußten Gewalt anwenden, den Kranken von dem glühenden Ofen zu entfernen. Dieser Kranke starb einige Tage nach dieser Verletzung unter den Zufällen des Tetanus und Trismus, nachdem die Krankheit im höchsten Grade 13 Tage bei ihm angehalten, und dieser letzte Anfall schon der vierte war in einem Zeitraume von ohngefähr einem Jahre. Hier war gewiß die Paralysis des Nervensystems zu einem hohen Grade gekommen!

15) Die ganz eigenthümliche, veränderte Physiognomie des Kranken; die Physiognomie ist auf eine ganz besondere, auffallende Weise verändert, entstellt; der Kranke sieht sich nicht mehr ähnlich, er hat ein ganz anderes, von seinem gesunden Zustande ganz abweichendes Gesicht; die Muskeln sind convulsivisch verzerrt, verzogen, daher diese Veränderung; in allen Zügen und Mienen spricht sich etwas Zitterndes, Convulsivisches, Verzerrtes aus; die Unterkinnlade ist in steter zitternder Bewegung; die Zähne knirschen, das Lachen ist krampfhaft; die Augen sind in steter, convulsivischer, zitternder, rollender Bewegung, abwechselnd mit einer todtenartigen Starrheit, sie stehen stier, steif, unbeweglich, starr auf einen Gegenstand gerichtet, durch Starrkrampf festgehalten auf einem Fleck, dabei ist der Blick entweder stier, oder in steter zitternder Bewegung, wild. Die Gesichsfarbe ist meist gelb, oder schmutzig grau, erdfarben,

was wohl hindeutet auf ein Mitleiden der Leber, der Milz und des Pfortadersystems.

16) Das *delirium tremens* kommt gegenwärtig, zu unserer Zeit, häufiger vor, als früher, und es gehört jetzt keinesweges mehr zu den seltenen Krankheiten. Hiemit wird keineswegs behauptet, daß die Krankheit erst neuen Ursprungs sey, nur daß sie jetzt häufiger sich zeigt, und vielleicht auch in einer reifern, mehr entwickelten Form. Uebrigens ist sie gewiß so alt, als der Genuß des Brandtweins, oder vielmehr des zur Gewohnheit gewordenen Uebermaaßes desselben. Auch ist nicht zu leugnen, daß wohl deßwegen bei den Vorfahren die Krankheit seltener war, theils weil ihr Nervensystem fester und derber, und nicht so reizbar und empfindlich, wie zu unsrer Zeit, theils weil die Lebensweise einfacher, mäßiger, regelmäßiger war, und weniger Einflüsse obwalteten, welche das Nervensystem aufregten, sein Leben reizten und auf Kosten der niedern Systeme krankhaft steigerten. Hieher gehört vorzüglich der Einfluß, welchen die höhere geistige Bildung erweckte, die gesteigerten, feinern, schärfern, geistigen Einwirkungen theils auf die Vernunft, theils auf das Gemüth, die Anlage zur Schwärmerei, die zusammengesetztern, feinern, mehr reizenden physischen Genüsse, der größere Hang zu geistigen Getränken, zu Gewürzen ꝛc. — Alles Einflüsse, welche das Nervensystem aufreizten, zu größerer Reizbarkeit anregten und dasselbe in eine krankhafte Spannung versetzten. Daher das häufigere Vorkommen der reinen, ursprünglichen Nervenkrankheiten in den Zeiten der Uebertreibung in dem Genuß der verfeinerten, vermehrten physischen und geistigen Reize und Erweckungsmittel.

Man findet allerdings in den Schriften älterer Beobachter Krankheitsgemälde, welche die Aehnlichkeit mit dem delirium tremens nicht verkennen lassen; man trifft diese Beschreibungen unter der Rubrik der Encephalitis oder Phrenitis, auch ist das empfohlene Heilverfahren dem in der fraglichen Krankheit entsprechend, indem hier gegen die vermeintliche Hirnentzündung nervina, narcotica und vorzüglich das Opium angerühmt wird. Indeß ward nirgends die Krankheit als eine von ganz eigenthümlicher Art, als ein morbus sui generis angenommen, und es scheint, daß bei weitem in der Mehrzahl der Fälle die Beobachter eine wirkliche Hirnentzündung beschreiben, und zwar dieselbe in ihrem höchsten Grade, auf ihrer Höhe, kurz vor dem Ausgang oder während der Zeit desselben; wenigstens trifft man nirgends ein reines Gemälde des delirium tremens, nirgends das Herausheben seiner immer beständigen Zeichen, seiner wesentlichen Eigenthümlichkeit und seiner besondern Ursache und Ursprungs. Dieß gilt auch von der neuern Zeit, auch hier wurde die eigenthümliche Natur der Krankheit und ihre, in einer so bestimmten Form abgeschlossene, Besonderheit verkannt, als ein Nervenfieber angesprochen und als ein solches behandelt. Unter der Zahl der genuinen Nervenfieber, die zu einer Zeit zu den häufigsten Krankheiten gehörten, finden sich gewiß auch viele Fälle des delirium tremens, nur nicht als solches, als morbus sui generis erkannt, sondern als gleich und identisch mit dem Nervenfieber angenommen und behandelt. Ein Rückblick auf die frühern Jahre seiner Praxis bestätigt bei dem Vfr. diese Ansicht; er erinnert sich aus dieser Zeit noch Fälle, die ihrer Bedeutung nach ihm jetzt erst klar und deutlich geworden, — diese Zufälle des delirium tremens bei habituellen Säufern wurden als reine Nervenfieber angesehen und als solche behandelt, mit den nervinis, den sogenannten flüchtigen und permanenten Reizmitteln: der Valer., Serpetar., China, Moschus, Kampher, Aether ꝛc., und wo auch das Opium gegeben ward, da immer gegen ein Symptom und nie in der hinreichenden Gabe. So ist in dieser Zeit wohl Mancher als am Nervenfieber leidend behandelt worden, der doch, als Folge einer unmäßigen Lebensart, vom delirium tremens ergriffen war. Auch jetzt kommt diese Verwechselung noch vor, und hierin liegt wohl der Grund: daß man diese Krankheit für selten hält, weil man sie verkennt und verwechselt, da dieselbe doch gewiß nicht zu den Seltenheiten gehört. In frühern Zeiten sind gewiß Viele an dieser Krankheit gestorben, theils weil man ihre Natur, die Ursache ihres Ursprungs, das sie hervorrufende Gift und das eigenthümliche, sichere Heilmittel, das Specificum und zuverlässige Antidotum gegen diese schleichende Nervenvergiftung nicht kannte, oder doch nicht gehörig zu gebrauchen verstand.

Merkwürdig aber ist es und gewiß, wie jeder Beobachter bezeugen wird, daß seit den letzten Kriegsjahren von 1812 bis 15 diese Krankheit häufiger vorkommt. Der Grund hiervon ist auch leicht zu finden. Das unregelmäßige Leben im Felde, der häufige Mangel an guten Nahrungsmitteln, das Regellose in dem Genuß, die Kälte in den Bivouaque's reizten und verführten zu dem, wenigstens auf Augenblicke, stärkenden und erquickenden Genuß des Brandtweins, so wurde dieser allmählig zur Gewöhnheit, die auch nach dem Frieden nicht aufgegeben ward, und so ward allmählig die Anlage zu dieser Krankheit gepflanzt, die dann in den spätern Jahren, bei schon geschwächter Constitution, als delirium tremens zur vollen Entwickelung kam. Die meisten Fälle der Krankheit, die dem Vfr. vorgekommen, betrafen solche Individuen, welche die Feldzüge mitgemacht, und von daher dem Brandtwein aus Gewohnheit ergeben waren. Ueberhaupt wird in unserer Zeit ein unmäßiger Mißbrauch mit dem Brandtwein getrieben, und so kann es nicht fehlen, daß diese Krankheit immer häufiger werden und sich immer mehr verbreiten muß. Dieß verdiente wohl die Rücksicht der höheren Medizinal-Polizei.

Sensible, Nerven erregbare und reizbare Constitutionen, die von dem sanguinischen, cholerischen Temperament, die mit der großen Nerven-Beweglichkeit, dem ungestümen, raschen, feurigen Geiste, sind vor allen zu dem delirium tremens geneigt, und wo sie sich zum Uebermaaß im Genuß des Brandtweins gewöhnen, da fallen sie viel früher und leichter in das delirium tremens, als Individuen von der phlegmatischen Natur, von dem trägen Nervenleben und von dem mehr stumpfen, ruhigen Geiste. So beobachten wir solche phlegmatische, stumpfe, aufgedunsene, träge Naturen viele Jahre lang den Brandtwein im unmäßigsten Grade trinken, täglich mehrere Male im vollkommensten Rausch, mit wenig und unregelmäßiger Eßlust, und durch das Geringste gesättigt, ohne daß sie einen Anfall des delirium tremens zu erdulden hätten; oft treiben sie ihre vergiftende Lebensweise bis auf eine bedeutende Stuffe des Alters fort, bis denn endlich eine Wassersucht langsam, oder ein Nervenschlag plötzlich ihrem sündhaften Leben eine Grenze stellt und ein Ende macht; da hingegen die sensiblen Naturen, durch die Gewohnheit des Saufens, leichter und schneller in die Krankheit verfallen. Die Stumpfheit des Nervensystems, seine nur schwach entwickelte Reizbarkeit scheint der Anlage zu dieser Krankheit und ihrer Entwickelung entgegen zu stehen.

Drittes Kapitel.

Von dem Verlauf des delirium tremens und seinen Zeiträumen.

Als Morbus sui generis, als eine Krankheit von eigenthümlicher, selbstständiger Form, erzeugt aus einem eigenthümlichen innern Wesen, und ausgezeichnet durch eine besondre Ursache ihrer Genesis, hat auch das delirium tremens, als lebendiges Gewächs eigner Natur, bestimmte Zeiträume seiner Anlage, seines Werdens, seines Wachsens, seiner Höhe und seiner Krisis, oder seines Dahinschwindens. Diese Zeiträume bestimmen die Perioden in seinem Verlaufe, und enthalten die Geschichte desselben. Auffallend treten sie, bezeichnet durch die Verschiedenheit der Symptome, durch den Grad ihrer Heftigkeit und ihres Umfangs, durch die verschiedene Art derselben, in die Erscheinung; jedoch läßt sich die Grenze der verschiedenen Zeiträume nicht ganz genau und strenge abstecken; denn der Uebergang des einen in den andern geschieht nicht plötzlich und auf ein Mal, sondern allmählig und in leisen Uebergängen, und eben so verhält es sich mit der Verwandlung der Zufälle, sowohl ihrem Character als ihrem Grade nach. Aber der Verlauf und die verschiedenen Zeiträume haben bei dem delirium tremens nicht die Bedeutung, als bei den hitzigen, fieberhaften Krankheiten, bei den Entzündungen und Contagionen. Hier nämlich geht mit der Veränderung des Zeitraums zwar nicht eine Umwandlung des ursprünglichen Wesens der Krankheit vor, aber doch eine Veränderung des Characters; indem in ihrer weitern organischen Entwickelung die krankhafte elementarische Metamorphose sich fortbildet von

Gebilde zu Gebilde, und sich räumlich ausbreitet von Organ zu Organ; da hingegen das delirium tremens, unabhängig von den mehr irdischen, niedern, organisch-materiellen Verhältnissen, nur im Nervensystem seine Wurzel, den Heerd seiner Entwickelung, seiner Blüthe, seiner Krisis hat, und mit den niedern, organisch-pflanzlichen Gebilden, mit den untern Systemen nicht in Gemeinschaft und Zusammenhange steht, sondern höher als die organisch-materiellen Metamorphosen. Als ursprüngliche und reine, idiopathische Nervenkrankheit hat das delirium tremens seine Wurzel, seinen Bildungsheerd im Nervensystem, und sein Verlauf ist auf dieses eingeschränkt; daher haben alle Zeichen, Zufälle desselben, die in dem niedrigsten, wie die in dem höchsten Grade, die in der Anlage, wie die auf der Höhe, die nervöse Bedeutung und den Nervencharacter. Der Unterschied in den Symptomen kommt bloß daher, daß der Umfang, in welchem das Nervensystem von der Krankheit ergriffen, verschieden, bald größer, bald kleiner ist, und daß der Character, der aber immer der nervöse bleibt, verschieden ist nach den Nervenzweigen, die vorzüglich ergriffen sind. So macht es z. B. einen Unterschied in den Zufällen, ob allein der Plexus solaris leidet, oder ob auch das Rückenmark reellen Antheil nimmt; ob dessen oberer oder unterer Theil davon am meisten ergriffen ist; ob die Affection auch den Nervus vagus erreicht, und in welchem Umfange; ob die Nerven der Lunge oder des Herzens mit ergriffen sind, oder nicht. Hiervon hängt der Grad der Krankheit ab, die Natur und die Art, so wie die Menge der Symptome. Alle Symptome und Zufälle kommen aus dem Nervensystem, tragen alle den nervösen Character; denn das Nervenleben ist die Grundlage, das Element der Krankheit. Diese ursprüngliche und reine nervöse Natur behauptet sich, ohne innere Veränderung, den ganzen Verlauf hindurch fort; denn die Zufälle des delirium tremens sind idiopathische, reine Nervenzufälle, nicht consensuelle Affectionen im Nervensystem, aus einem andern Krankheits-Element, aus dem der Entzündung als deuteropathisch hervorgehend, sondern ursprünglich und unmittelbar aus dem Wesen, aus dem Elemente des Nervensystems entspringend. Die Nervenzufälle, der Status nervosus, der in den höhern Graden der Fieber und Entzündungen sich entwickelt, wo diese das Gehirn und Nervensystem ergreifen, sind deuteropathisch, secundair; sie kommen nicht aus dem Innern des Nervenlebens, sondern gründen sich darin, daß das Nervensystem in seiner Natur getrübt, in seiner Bewegung gehemmt ist durch das Element und Wesen eines andern Gebildes, wodurch ihm eine fremde Natur, ein heterogener Lebenscharacter eingepflanzt ist. — Hier hat der Status nervosus die Bedeutung als Zeichen der Reaction des Nervensystems gegen ein fremdes Wesen, das sich ihm aufdringen will, als Symptome des Strebens, sich in seiner Natur zu behaupten und zu befestigen. Dagegen gilt dieser Status nervosus mit seinen Nervenzufällen in der reinen, idiopathischen Nervenkrankheit als ein Zeichen: von dem Zerfallenseyn des Nervensystems in sich selbst, indem er sich hier aus dem innern Nervenleben unmittelbar entwickelt, und nicht hervorgerufen wird durch die basische Reaction der Nervenkraft gegen den ihrem Wesen heterogenen elementarischen, rohen Krankheitsreiz, welcher die Nervenmaterie zu zersetzen, zu desorganisiren strebt, sie zurückzubilden in die elementarische Natur. Denn diese rückbildende Metamorphose, welche die Entzündung in nervösen Gebilden hervorruft, ist das Wesen der Ausgänge derselben, wo sie gewaltet hat im Gehirn und Nervensystem. Aber diese Ausgänge, diese organischen Metamorphosen und Desorganisation der Nervenmaterie beobachten wir niemals bei einer reinen, ursprünglichen Nervenkrankheit, sondern nur als Folge von Entzündungen im Gehirn oder Nervensystem.

Der Verlauf bei den idiopathischen Nervenkrankheiten ist nicht so regelmäßig, bestimmt, die Perioden nicht so genau begrenzt, die Zeit der Krisis nicht so regelmäßig, die Dauer nicht so genau zu berechnen, als bei den Fiebern und Entzündungen, weil diese sich aus einem niedern, mehr irdischen Elemente entwickeln, daher mehr unterworfen sind den irdischen Elementen und abhängiger von ihrem Einflusse, von dem Wechsel der Perioden im irdischen Leben, von dem Cyclus seines Umlaufs. Bei diesen Krankheiten sind überdem die Veränderungen und Metamorphosen, die in den verschiedenen Zeiträumen des Verlaufs sich entwickeln, auch äußerlich und sichtbar ausgedrückt in materiellen Verwandlungen der organischen Säfte, in den qualitativen Metamorphosen und quantitativen Veränderungen der Se- und Excretionen. Das Gesetz und die Perioden der Rohheit, der Kochung und der Krisis sind daher bei den Fiebern und Entzündungen viel bestimmter und regelmäßiger, als bei den reinen Nervenkrankheiten, weil das Wesen derselben freier ist, flüchtiger, von der ätherischen Natur, und weniger abhängig von dem irdischen, materiellen Elemente.

Wir unterscheiden im Verlaufe des delirium tremens vier Zeiträume, die bezeichnet sind durch das Entstehen, der

Wachsthum, die Höhe und Krisis der Symptome, durch den Character und die Art derselben, durch ihren innern und äußern Grad, durch den Umfang ihrer räumlichen Verbreitung. Ein Stadium der Reconvalescenz kann man nicht annehmen, weil nach vollkommner Krisis die Krankheit auf einen Schlag entschieden und gehoben ist, und die Krisis nicht nach und nach, in Uebergängen vor sich geht. Diese plötzlich sich einfindende Krisis, diese rasche Entscheidung, diese unerwartete Wendung von dem höchsten Grade der Krankheit in die Gesundheit, ohne materielle Veränderungen, ist das Eigenthümliche der idiopathischen, reinen Nervenkrankheit. Bei keiner idiopathischen Nervenkrankheit, selbst nicht bei dem reinen Nervenfieber ohne Entzündung, bei der febris nervosa idiopathica, beobachtet man nicht ein Mal die leiseste Spur von materiellen, kritischen Veränderungen; immer tritt die Krisis ein in der unsichtbaren ätherischen Form, plötzlich und schnell.

1) Der Zeitraum der Anlage, Stadium prodromorum.

Die bestimmte Diathesis, Anlage zu dem delirium tremens, und die Zeichen und Vorboten, welche den nahen und drohenden Ausbruch vorhersagend bezeichnen, sind von ganz eigenthümlicher Art. Zuerst kommt hier in Rücksicht die ganz besondre und einzige Art der die Krankheit begründenden, die bestimmte Veranlassung dazu: das regellose und übermäßige Brandtweintrinken; denn nur der habituelle Säufer hat die Anlage dazu und ist dieser Krankheit unterworfen. Die

Diathesis wird erzeugt: durch einen kürzere oder längere Zeit andauernden und fortgesetzten Mißbrauch des Brandtweins, durch einen täglich wiederholten Rausch im höhern oder niedern Grade. Schon während dieser Sauf-Periode zeigen sich Zufälle, die auf eine krankhafte Stimmung im Nervensystem hindeuten: der Säufer ist verstimmt, mißmüthig, mißvergnügt, bei sehr übler, verdrießlicher, melancholischer Laune; er ist sehr reizbar, empfindlich und zum Zorn geneigt; er fühlt sich unwohl, zu Nichts aufgelegt, sein Kopf ist düster, eingenommen; er ist träge und zeigt gänzliche Unlust zu seinem Berufe; vorzüglich angegriffen und krank fühlt er sich am Morgen, nach einem ängstlichen, unruhigen, von bösen Träumen unterbrochenen Schlaf, oder der Schlaf ist mehr eine stumpfe Betäubung, eine abnorme Folge der Trunkenheit, als ein gesunder Schlaf, daher nicht erquickend, sondern mehr ermattend; nach dem Erwachen fühlt der Kranke sich in hohem Grade ermüdet, matt, träge, unbehaglich, verdrießlich und mürrisch, es zittern ihm die Hände, sein Gang ist unsicher und schwankend, er fühlt sich matt, entkräftet; meist klagt er über eine innere Angst und Unruhe in der Präcordialgegend, über ein Brennen darin, meist nur gleich nach dem Erwachen; oft ist ihm Morgens übel, er muß Schleim würgen und entleert oft einen zähen, bitter-sauren Schleim, meist mit starkem Sodbrennen verbunden. Diese Leiden quälen ihn vorzüglich am Morgen, nach dem Erwachen; der Kranke aber kennt schon das Heilmittel dagegen; er greift hastig, mit zitternder Hand zur Brandtweinsflasche, und mit jedem öfter wiederholten Zuge schwindet sein Leiden; er fühlt sich kräftiger und heiterer, seine böse Laune verschwindet, die Hände zittern nicht mehr, die Bewegung und Haltung wird kräftiger und fester — und so fährt er mit dem Brandtweintrinken fort vom frühen Morgen an bis zum Abend spät, wo dann ein wirklicher Rausch, ein hoher Grad von Trunkenheit den betäubenden Schlaf hervorbringt, der, als ein künstlich erzeugter, krankhaft ist. Dabei geht die Eßlust ganz verloren, aller Appetit ist verschwunden, mit Angst und Widerwillen quält der Leidende sich einige Bissen herein; aber bei aller Anstrengung ist das Essen ihm unmöglich, er klagt über das Gefühl, als hindere ihn eine Zusammenschnürung im Halse daran. Dabei ist der Durst stark; am Morgen beim Erwachen ist die ganze Mundhöhle, die Zunge trocken und dürr, mit einem brennenden Gefühl, ein zäher Schleim erfüllt die ganze Mundhöhle. Nach dem Brandtweintrinken verlieren diese lästigen Zufälle sich allmählig; andere Getränke verschmähet der Kranke vorzüglich am Morgen, sie erregen ihm Angst, Unruhe, Uebelkeit, Würgen — bloß der Brandtwein schafft ihm Erquickung und Aufheiterung. Eine leichte Verwirrung des Geistes bemerkt man schon in diesem ersten Zeitraum, man bemerkt sie an leisen Zeichen einer Zerrüttung des Gedächtnisses; der Kranke ist vergeßlich, in hohem Grade zerstreuet, hat sich etwas vorgenommen zu thun, etwas zu suchen, und hat im Augenblick wieder vergessen, was er gewollt und was er gesucht. Auch in der Physiognomie beobachtet man schon Veränderungen; sie ist entstellt, der natürlichen ungleich, verzerrt; das Gesicht dunkelroth, bläulicht gefärbt, vorzüglich am Morgen, aufgedunsen, angeschwollen; die Augen tief liegend in ihren Höhlen, mit aufgedunsenen Augenliedern, einzelne dunkelrothe Flecken im Gesicht, oder die kupferfarbenen.

Die Dauer dieses Zustandes ist sehr unbestimmt und

verschieden; es dauert kürzere oder längere Zeit, bis er in eine höhere Entwickelung tritt und als selbstständige Krankheitsform zur Erscheinung kommt. Bei sensiblen, nervenreizbaren Subjecten dauert er kürzer, nur Wochen lang; bei alten, habituellen Säufern, bei trägen, phlegmatischen Naturen, wo das Nervenleben im stumpfen Sopor schlummert, dauert er Monate und Jahre hindurch, bis er endlich zur Form des delirium tremens sich heraufhebt, oder ohne Delirium in das allgemeine Zittern und Fliegen des Körpers sich verliert und unter Convulsionen und Starrkrämpfen ohne Delirien am Nervenschlage tödtet. Ja es kommen Säufer vor, die in diesem Zustande, unter den beschriebenen Erscheinungen, ihr ganzes Leben in immerwährender Trunkenheit durchbringen, bis endlich ein Nervenschlag plötzlich, oder ein Vomitus cruentus, mit darauf folgender Wassersucht, dem Leben ein Ende macht. Aber es ist nicht selten, daß Säufer dieser Art, an diesen Zustand gewöhnt, ein ziemlich hohes Alter erreichen, ohne jemals einen Anfall des delirium tremens geduldet zu haben. Dieß beobachtet man vorzüglich an stumpfen, verhärteten Naturen, von dem trägen, phlegmatischen Gemüth, von dem rohen, unentwickelten Nervensystem, von der durch harte Arbeit verhärteten, abgestumpften Constitution; auch bei solchen, deren Berufsgeschäfte viele und harte Händearbeit, verknüpft mit anhaltender, anstrengender Bewegung in freier Luft, erfordern, z. B. Maurer, Zimmerleute, Fischer, Matrosen, Jäger u. s. w. — eine Menschenklasse, unter welcher der Mißbrauch des Brandtweins am gewöhnlichsten und häufigsten ist, wo die habituell gewordene Trunkenheit, selbst die täglich wiederholte, selten sich zum delirium tremens — als dem höchsten Grade eines habituellen Rausches, der Totalsumme mehrerer täglicher Berauschungen — steigert. Wird aber bei dieser habituellen Trinksucht eine sitzende Lebensart geführt, ein bequemes, müssiges Leben in der Stube, ohne körperliche Arbeit und Anstrengung, ohne ermüdende Bewegung in freier Luft, ist dabei das Subject von reizbarem, empfindlichem Nervensystem, von der sensiblen Constitution, von einem raschen, lebhaften, aufgeregten Geiste — dann dauert dieser Zustand der Diathesis nicht lange, und eine habituelle, tägliche Berauschung von einigen Wochen ist hinreichend, den Anfall des delirium tremens zu bewirken.

2) Der Zeitraum des Wachsthums, der Entwickelung.

Dieser folgt unmittelbar auf den Zustand der Anlage; die eigenthümlichen Zufälle, welche hindeuten auf eine Zerrüttung des Nervensystems, auf eine excentrische, krankhafte Spannung in demselben, entwickeln sich deutlicher, in stärkern und grellern Zügen, und bezeichnen bestimmter die nervöse Natur des Zustandes. In diesem Zeitraume verliert der Kranke den Appetit, die heiße Begierde zu dem Brandtwein; er hat oft Widerwillen dagegen, und muß sich mit Gewalt zum Trinken zwingen, um momentan seine gräßlichen Leiden zu mindern; oft erregt der Brandtwein Erbrechen, Würgen, große Angst. Deßwegen vermeidet der Kranke ihn entweder jetzt ganz, oder genießt ihn in sehr mäßiger Portion, und nicht in dem Grade zur Berauschung. Der Schlaf wird jetzt sehr unruhig, leicht, durchaus nicht stärkend und erquickend; ängstliche Träume, Bilder mancherlei Art stören den Schlaf; erschrocken und heftig, mit Angst und Unruhe, kaltem Schweiß, vorzüglich im Gesicht, fährt der Kranke heftig, ungestüm und hastig aus dem Schlafe auf, springt aus dem Bette, läuft in's Freie, die Angst treibt ihn rastlos umher. Der Schlaf ist nicht von der Art eines natürlichen, gesunden, erquickenden; es ist nur ein leichter, durch Angst, durch verkehrte Bilder und Vorstellungen, durch ängstliche Träume unterbrochener, leiser Schlummer, ein Halbschlaf, Coma Vigil, und so wesentlich verschieden von dem betäubenden, Stuporartigen Schlaf im ersten Zeitraume. Am Tage fühlt sich der Kranke ermüdet und matt; er ist verwirrt, vergeßlich; er fühlt sich angegriffen, krank, unruhig, zu Nichts aufgelegt; das Gesicht ist mehr noch entstellt, verzerrt, aufgetrieben; es kommen schon Täuschungen der Sinne vor, verwirrte Vorstellungen und Bilder, bunt durch einander gemischt, die heterogensten Gegenstände zusammen; der Kranke hört auch im wachenden Zustande fremde Stimmen, Reden bekannter Personen, die abwesend sind, und sieht Gegenstände, die nicht da sind; so wie er die Augen schließt, mehren sich die Sinnes-Täuschungen, werden stärker und mannichfaltiger; allerlei Gestalten von Thieren, von Menschen, von anderen Gegenständen gaukeln und bewegen sich in buntem Gemisch, in einem unaufhörlichen Wechsel herum, aber kein Bild vermag er nur eine kleine Zeit festzuhalten, augenblicklich wird es durch ein anderes, ganz verschiedenartiges verdrängt; Töne der mannichfaltigsten Art bestürmen sein Ohr; er hört Musik bald von diesem, bald von jenem Instrument, Gesang von einer oder mehreren Stimmen; er hört Glockengeläut, zusammenhängende Reden und Gespräche von anderen Menschen, die sich oft auf seinen Zustand beziehen, so daß er sich gedrungen fühlt, mit zu reden — die ersten Spuren des sich später entwickelnden, lauten und anhaltenden Deliriums. Aus seinem Halbschlaf erwacht, erinnert der Kranke sich aller dieser Täuschungen und verkehrten Vorstellungen; aber selbst während dem, daß er sie erzählt und sie als Täuschungen anerkennt, wird er nicht davon verlassen. Noch ist der Kranke bei Bewußtseyn; er weiß und spricht es aus, oft mit lachendem Scherz, daß es Täuschungen sind, Bilder einer aufgeregten Phantasie, aber keine wirkliche Erscheinungen, die ihn beunruhigen und ängstigen; aber ohnerachtet dieses Bewußtseyns kann er sich doch nicht davon trennen; während der Rede kommen sie ihm wieder in schnell wechselnden, flüchtigen Gruppen. Uebrigens ist der Kranke noch bei völliger Besinnung, abgerechnet diese Sinnes-Täuschungen, indem er etwas zu hören oder zu sehen wähnt, was nicht da ist; doch läßt er sich leicht davon überzeugen, und lacht über seine sonderbaren Träumereien in wachendem Zustande. Die ersten Spuren von Geistes-Abwesenheit und Verwirrung zeigen sich darin, daß der Kranke die Zeit und den Ort verwechselt; er glaubt sich nicht in seinem Hause, in seiner Stube, in seinem Bette, mit einem Worte, nicht in seinen gewohnten Umgebungen; in Rücksicht der Zeit verwechselt er die Nacht mit dem Tage, den Abend mit dem Morgen — doch läßt er sich leicht und bald durch Zureden von diesem Irrthum überführen. Uebrigens redet er jetzt noch ziemlich verständig, und man kann selbst zusammenhängende Gespräche mit ihm führen, nur daß er hiebei eine gewisse Heftigkeit, etwas ihm ungewöhnlich Ungestümes, Schnelles und Hastiges zeigt; die Sprache ist schnell, mit hastiger Heftigkeit. Sein ganzer Habitus zeigt etwas

Unstetes, Ungestümes, ein heftiges, unruhiges Wesen, etwas Hastiges und Wildes in allen seinen Bewegungen, in seiner Sprache, in allem, was er unternimmt; Alles geschieht mit einem gewissen unruhigen Ungestüm; rastlos und in einer steten beweglichen Unruhe, hat er nirgends Rast und Ruhe an einem Orte; bald sucht er das Bett, bald entspringt er mit einem ängstlichen, unruhigen Wesen daraus, läuft in der Stube umher, oder in's Freie, wenn er nicht zurückgehalten wird; jedoch läßt er sich noch leicht überreden und zum Bewußtseyn bringen. Zugleich, vorzüglich deutlich und auffallend in diesen Anfällen von Angst und Unruhe, die ihn aus dem Bette treiben, zittern und fliegen ihm alle Glieder, der ganze Körper ist in einer zitternden, convulsivischen Bewegung, die Physiognomie und das Auge zeigen etwas Unruhiges, Aengstliches, Convulsivischverzerrtes; so wie die Angst nachläßt, und der Kranke wieder in Etwas beruhigt ist und zur Besinnung gekommen, lassen auch die Convulsionen und das Zittern nach, jedoch verschwindet es aus den Händen und Füßen nicht ganz. Eigenthümlich und als beständiges, bleibendes Zeichen in allen Fällen ist hier das convulsivische Zittern der Unter-Kinnlade, oft, vorzüglich im dritten Zeitraum der Höhe, mit Zähneknirschen und Zähneklappern verbunden.

Wenn in der ersten Hälfte dieses Zeitraums der Kranke noch mitunter in einem kurzen, unruhigen Schlummer, in einem durch öftere Anfälle von plötzlicher Angst unterbrochenen Halbschlaf zubrachte, so tritt jetzt gänzliche Schlaflosigkeit ein. Unruhig wirft sich der Kranke im Bette hin und her, er strengt sich an einzuschlafen, aber vergebens; kaum hat er die Augen geschlossen, so umgaukeln und beunruhigen ihn die oben beschriebenen Sinnes-Täuschungen, und sich ihrer Nichtigkeit noch bewußt, kann sich der Kranke doch nicht davon trennen; sie verfolgen ihn wachend, schlummernd und träumend. Bald ängstigt ihn diese Erscheinung, bald jene; bald beunruhigt ihn das Glockengeläut, Musik und Gesang, bald die gräßlichsten Bilder, die in wechselnden Gruppen seinem Auge vorüberziehen; bald quälen ihn Mäuse, Ratten, Spinnen, Schlangen, Kröten, die sich in seinem Bette aufhalten: daher das zitternde, convulsivische Greifen, Suchen unter der Bettdecke; bald fährt der Kranke, am ganzen Körper zitternd, aus dem Bette, in sitzender oder aufrechter Stellung, sein ganzes Wesen, seine Haltung deutet hin auf einen hohen Grad innerer Angst und Unruhe. Ein profuser Schweiß überfließt den ganzen Körper, vorzüglich große Tropfen an der Stirn und im Gesicht, mit Kälte dieser Theile. Auch jetzt noch ist der Kranke leicht zu beruhigen, und er überzeugt sich selbst von der Nichtigkeit seiner Phantasmen, er wundert sich lachend darüber, kann aber doch ihrer nicht Herr werden und sie überwältigen. Eine fixe Idee ist in diesem Zeitraume nicht hervorstechend; die Täuschungen der Sinne halten keine Form, keine Gestaltung fest, sondern in hastiger, stürmischer Eile, im bunten, heterogensten Gemisch und Durcheinander jagt das eine Bild das andre, und so geht es im steten Wirbel und Sinnes-Taumel fort; Gefühle und Anschauungen wechseln mit der flüchtigsten Eile, und die Seele kann nichts mehr zur bestimmten, festen Vorstellung bringen; wie der Körper in convulsivischen Bewegungen zittert, so die Seele in ihren Vorstellungen und Gefühlen, nirgends Haltung, nirgends Bestimmtheit, nirgends Klarheit.

So dauert dieser Zeitraum unbestimmte Zeit fort; während der Nacht sind die Zufälle am heftigsten, die Anfälle von Angst und Unruhe am häufigsten; am Tage mehr Nachlaß, jedoch dauern die Zufälle fort, die Täuschungen der Sinne, das Zittern rc. Aber noch ist der Kranke sich seiner bewußt, und aus seinem Taumel zur Besinnung zu bringen — ein wesentliches Zeichen zur Characteristik dieses zweiten Zeitraums, indem im dritten das Bewußtseyn völlig verdunkelt ist. Zugleich klagt der Kranke über große Mattigkeit, Schwäche-Gefühl und Ermüdung, über ein dumpfes, lähmungsartiges Spannen und Drücken in den Füßen; beim Gehen zittern ihm die untern Glieder, und er ist kaum im Stande, ohne fremde Unterstützung einige Schritte zu gehen; die Hände zittern in dem Grade, daß er nichts anhalten und fassen kann; auch die Zunge zittert mit der untern Kinnlade. Der Appetit ist ganz verschwunden, gegen Brandtwein zeigt er den größten Widerwillen; er klagt über einen widernatürlichen, schleimigten, faden Geschmack, die Zunge ist dünn, weißlicht-gelb belegt, sein Gesicht ist aufgedunsen und gelb gefärbt. Oft klagt er über Schmerzen im Unterleibe, über Reißen, Zusammenschnüren in den Därmen, ein Zufall, der aber nicht beständig, nur flüchtig und vorübergehend ist; zuweilen Verstopfung, in anderen Fällen wäßrigte, dünne Durchfälle, oft mit Tenesmus. Am meisten quält ihn jedoch die Schlaflosigkeit, welche als das vorherrschende Symptom diesen Zeitraum vorzüglich bezeichnet, jedoch auch, nur mit anderen Zufällen, oder in höherem Grade, den dritten Zeitraum hindurch bis zur Krisis anhaltend fortdauert. In der Regel dauert dieser Zeitraum mit der Schlaflosigkeit drei bis acht Tage, ehe es in das Dritte

hinaufsteigt. Der Vfr. hat einen Fall des delirium tremens beobachtet, wo diese gänzliche Schlaflosigkeit funfzehn Tage anhielt, und erst am sechszehnten der kritische Schlaf eintrat. In diesem Zeitraume kennt der Kranke die ihn umgebenden Personen noch, im dritten nicht mehr, oder doch nur selten, in einem sehr flüchtigen Augenblicke eines hellen Zwischenraums.

3) Der Zeitraum der Höhe, der Blüthe.

Die Zufälle des zweiten Zeitraumes gehen über in den dritten, nur in einer höher gesteigerten Form, in einem weitern Umfange und stärkern Grade. Der Verlust des Bewußtseyns, das Anhaltend- und Dauerndwerden der Zufälle, die in dem zweiten noch mehr nachlassend und stoßweise sich erneuernd zeigten, bezeichnet den Character dieses dritten Zeitraums. Das Bewußtseyn ist ganz erloschen, der Kranke weiß nicht, wo er ist, nicht, was mit ihm vorgeht; seine Umgebungen sind ihm völlig gleichgültig, er kennt sie nicht mehr; ihm nah verwandte und sehr bekannte Personen erscheinen ihm fremd, er verwechselt sie mit andern weit entfernten. Die Delirien werden jetzt anhaltend, dauern ununterbrochen ohne allen Nachlaß fort, sind nicht mehr von der heitern, lustigen Art, sondern wild, heftig, oft rasend, vorzüglich wenn der Kranke Widerstand oder Widerspruch findet. Das Gefühl der Ermüdung und der Mattigkeit hat sich verloren, der im zweiten Stadium so zitternde und schwache Kranke, der ohne Beihülfe kaum einige Schritte gehen und einige Minuten auf den Beinen stehen konnte, springt jetzt festen Fußes aus dem Bette, geht mit raschen, heftigen, wilden Schritten einher, will sich ankleiden, und mit Gewalt in's Freie oder an seine eingebildeten Geschäfte. In den vorher so unsteten, flüchtigen, wechselnden, verwirrten Vorstellungen setzt sich jetzt eine fixe Idee fest: sie betrifft meist die Berufsgeschäfte des Kranken, und er glaubt sie zu verrichten. Der im zweiten Zeitraume ängstliche, unruhige, zitternde Blick des Auges ist jetzt wild geworden, stier, starr geworden; das Auge wird durch Starrkrampf starr und stier auf einen Fleck geheftet, und hat seine Beweglichkeit, die kurz vorher so heftig, so tanzend und taumelnd war, verloren und mit wilder Stierheit vertauscht; die vorher weiten Pupillen zeigen sich jetzt krampfhaft zusammengezogen, verengert, die Conjunctiva geröthet; die Physiognomie anhaltend fort convulsivisch verzerrt, in einem unaufhörlichen zitternden Muskelspiel. Jetzt scheint der Kranke äußerst geschäftig, thätig; mit einer wilden Hast und Heftigkeit unternimmt er bald das, bald jenes, dabei in einem fort phantasirend; die Delirien sind rasch und stürmisch, zeigen eine große Mannichfaltigkeit und umfassen die heterogensten Gegenstände. Ist vor dem Ausbruch der Krankheit eine heftige Leidenschaft vorausgegangen, ist der Kranke in einer Hoffnung getäuscht, ist sein Ehrgefühl gekränkt, plagt ihn eine unglückliche Liebe oder Eifersucht, so bezieht sich das Delirium auf diese Gegenstände, jedoch nicht ununterbrochen und anhaltend; andere Täuschungen und Vorstellungen drängen sich verwirrend dazwischen, und so springt der Kranke wieder auf etwas Anderes über. Denn das Eigenthümliche und Characteristische dieses Deliriums ist eben das Schwankende, das Haltungslose darin, das plötzliche und hastige Ueberspringen von der einen Vorstellung zur andern, das bunte Durcheinander derselben und der unaufhörliche Wechsel, das Vermischen und Verwechseln der fremdartigsten Dinge. Mit der größten Schonung und Sanftmuth muß man Kranke dieser Art behandeln, ihnen zuvorkommend begegnen, nicht mit Gewalt und Widerspruch, denn dieß ertragen sie nicht, sie werden wild und zeigen oft ungewöhnliche Stärke. Auch in diesem gereizten Zustande der Wuth kommen Sinnestäuschungen vor, aber in diesem Zeitraume von dem Grade und der Art, daß der Kranke sich der Nichtigkeit derselben nicht bewußt wird, sich auch davon nicht überzeugen läßt, sondern unerschütterlich fest der Wahn der Wirklichkeit, selbst der widersinnigsten Dinge; in diesem Taumel erscheinen ihm unangenehme, ihn zur Wuth aufreizende Gestalten und Bilder; starr und stier ist sein Blick auf die Stelle gerichtet, wo er diese Erscheinungen wähnt, und mit blinder Wuth und Wildheit fährt er darauf los; auf einen Augenblick nur bringt ihn die gemachte Erfahrung zur Besinnung, aber bald fällt er in den Wahn zurück. In diesem Zeitraume ist der Kranke nur mit Mühe, durch vieles Zureden und durch List zum Gebrauch der Arzneien zu bewegen; er steht in dem Wahn, ganz gesund, stark und frisch zu seyn; er fühlt sich heiter und wohl in seiner lustigen, geschäftigen Welt, er scherzt und lacht über den Glauben der Umstehenden an seine Krankheit, er spottet über ihre Mühe, ihm Arznei beibringen zu wollen, indem er sie mit heiterem Sinn zu überreden sucht, selbst die Arzneien zu nehmen, deren sie nothwendiger bedürften, als er. In diesem Zeitraume ist es schwer, fast unmöglich, den Kranken im Bette zu halten und ihn zu einer ruhigen Lage zu bringen; ohne zu ermatten und zu ermüden, ist er rastlos in Thätigkeit, in fast steter geistiger und körperlicher Bewegung; rasch, hastig und wild ist er in einem Delirio, er spricht und faselt mit schneller, ungestümer, hastiger Rede in einem fort, läuft ruhelos im Zimmer umher, und wenn er einmal sich setzend ausruhet, so ist diese Ruhe nur eine augenblickliche, denn bald springt der Kranke wieder aus seiner Lage oder von seinem Sitze auf und läuft mit zitternder Bewegung der Füße und Hände, mit einer convulsivischen Haltung des ganzen Körpers rastlos umher, stets faselnd und schwatzend von den verschiedenartigsten Gegenständen, indem das Delirium rastlos von einem auf das andere überspringt.

Das Zittern und das Fliegen der Glieder und des ganzen Körpers hat in diesem Zeitraume der Höhe eine andere und höhere Form gewonnen, der convulsivische habitus des zweiten Stadiums hat sich in diesem in den Starrkrampfähnlichen, in den Tetanus-artigen verwandelt; er zeigt etwas Starres und Stieres; und hier ist es auch, wo in dem höchsten Grade der Krankheit die tonischen, tetanischen Krämpfe sich bilden, Trismus, Opisthotonus etc., so wie die heftigen, bösen Krämpfe und Zusammenschnürungen der Lungen und der Brustorgane mit großer Angst, heftiger Beklemmung, mit kurzem, engem Athem und den Erstickungsanfällen. Das vorher hastige, convulsivische, ungestüme Wesen verwandelt sich jetzt in eine gewisse, ganz eigenthümliche Starrheit und Stierheit; die Unterkinnlade, vorher stets in zitternder, convulsivischer Bewegung und Verzerrung, erscheint jetzt in einer verdreheten Lage, gleichsam aus ihrem Gelenke gerückt, starr und schief stehend, und oft, wie beim anfangenden Trismus, fest an der obern angeschlossen, dabei knirschen die Zähne gräßlich; die Muskeln an den Gliedern fühlen sich oft starr, hart und steif an. Der Vfr. hat diesen höchsten Grad des delirium tremens in zweien sich ganz gleichen Fällen beobachtet: in beiden war der Tetanus in seinen verschiedenen Formen ausgebildet, doch so, daß convulsivische Krämpfe aller Art mit den tetanischen wechselten; bald ward durch den Tetanus der ganze Körper wie in einen halben Bogen nach hinten gebeugt, und war gleichsam ganz erstarrt und ersteift darin, bald auf die eine oder andere Seite erstarrt hingezogen, bald der Kopf allein nach hinten, nach den Seiten oder nach vorn gewendet, meist in den Anfällen mit Trismus verbunden; diese Starrkrämpfe waren vorübergehend, dauerten kürzere oder längere Zeit und wechselten dann mit allgemeinen Convulsionen, mit einem Fliegen und Zittern des ganzen Körpers ab; der Kranke ward convulsivisch gerüttelt und geschüttelt, gewaltsam hin und her gezerrt und geworfen. Gewöhnlich gingen einem Anfalle dieser Art die furchtbarsten Brustkrämpfe mit drohenden Erstickungsanfällen voraus. Bei dem einen 38 Jahr alten Kranken, von sonst fester, starker Constitution, dauerte dieser furchtbare Zustand sechs Tage hindurch anhaltend fort; die stärksten Gaben des Opiums, in rascher Folge gereicht, zwischendurch Moschus, führten endlich am siebenten Tage die Krisis herbei; bei dem andern dauerten diese Zufälle nur zwei Tage, und am Morgen des dritten trat der kritische Schlaf ein.

Auch in diesem Zeitraume kommen keine Zeichen von einem Leiden des Gefäßsystems vor, keine Spur von einer innern Entzündung. Der Puls schlägt meist natürlich, mehr langsam als schnell, nicht hart, nicht unregelmäßig; nur auf dem höchsten Grade der Krankheit, bei den Anfällen von den Starrkrämpfen, während der Dauer derselben, und bei denen auf der Brust, nimmt der Puls die krampfhafte Beschaffenheit an, er wird unterdrückt, kleiner, aber nicht widernatürlich schnell, härtlich, aussetzend; es ist eine merkwürdige Erscheinung, daß bei diesem, in einem so hohen Grade aufgeregten, so ungestüm sich bewegenden Nervensysteme das der Blutgefäße sich so ruhig und leidend verhält, und auch nicht den geringsten Zufall zeigt von einer krankhaften Reizung und Spannung. Auch die Temperatur ist normal, wie im gesunden Zustande; der profuse, triefende, den Kranken gleichsam badende Schweiß ist Folge und Zeichen der innern Angst und Unruhe, welche das hastige, aufgeregte, wilde Leben im Nervensystem hervorruft. Außerdem sind die Secretionen und Ausleerungen in diesem Zeitraume unterdrückt, der Stuhlgang meist verstopft, die Se= und Excretion des Urins gehemmt, in einzelnen Fällen geht der Urin tropfenweise ab mit dem Zeichen von Strangurie; in einem Falle beobachtete der Vfr. in diesem Zeitraume auch krampfhafte Erectionen des Penis, doch ohne Wollustgefühl, wenigstens äußerte der Kranke in seinen Delirien nichts von der Art, was auf eine verliebte Laune und Stimmung hingedeutet, was doch gewiß der Fall gewesen seyn würde, wenn Wollust oder Neigung zum Beischlaf diesen Erectionen zum Grunde gelegen. Diese Erscheinung kam bei dem 38jährigen Kranken vor, der sechs Tage hindurch an den furchtbaren Anfällen der Starrkrämpfe litt.

In diesem Zeitraume der Höhe stellt sich in einzelnen Fällen auch ein widernatürlicher, krankhafter Appetit zum Essen ein; der Kranke verfällt dabei in seinen Delirien auf die sonderbarsten Dinge, es zeigen sich ordentliche Gelüste, jedoch nur flüchtig und schnell vorübergehend; mit heftigem Ungestüm, mit wilder Hitze fordert der Kranke diese oder jene

Speise in diesem Augenblicke, und in dem andern denkt er nicht mehr daran und das Gelüste ist vergessen. Setzt man ihm Speisen vor, so genießt er rasch, ungestüm und mit Heftigkeit davon, ohne sich darum zu bekümmern, was es ist; dieß geschieht auch, wenn ihm Sachen vorgesetzt werden, die er im gesunden Zustande niemals gegessen, gegen die er Widerwillen hat, ja er fällt von selbst auf Speisen dieser Art und fordert sie mit Ungestüm. So hatte der Vfr. einen Kranken zur Behandlung, der in seinen gesunden Tagen durchaus keine Suppen zu sich nahm, außer Fleischbrühen, der aber einen unüberwindlichen Widerwillen hatte gegen alle Grützen, sehm- und schleimartige Suppen. Während seiner Krankheit fiel im dritten Zeitraume derselben der Appetit plötzlich auf Haferschleim; er forderte ihn mit wilder, ungestümer Hast und Begierde, auch genoß er davon und zwar mehrere Tage hindurch anhaltend fort und nicht in kleinen Quantitäten, ohne daß er Widerwillen dagegen zeigte, der aber sogleich nach der Krisis und Genesung in desto höherem Grade wiederkehrte.

Die Dauer dieses dritten Zeitraums ist unbestimmt und verschieden, der Tag der Krisis ist nicht mit Gewißheit zu berechnen, aber im Allgemeinen kann man als Regel annehmen: daß seine Dauer kürzer ist, wie die des zweiten. Alles kommt hiebei auf die früher oder später angewandte Heilmethode an, und auf die dreiste und kräftige Ausführung derselben. Wird der zweite Zeitraum richtig, dreist und kräftig behandelt, wird hier das Rechte nicht versäumt, so ist die Dauer des dritten desto kürzer, und desto schneller tritt der kritische Schlaf ein; ja es giebt Fälle, wo schon im zweiten Zeitraume die Krisis herbeigeführt und die Krankheit in ihrer weitern Entwickelung gehemmt und abgebrochen wird, so daß der dritte gar nicht zur Erscheinung kommt. In den leichtern Fällen und bei zweckmäßiger Heilart geht dieser dritte Zeitraum oft in 24 Stunden vorüber; in der Regel aber kann man seine Dauer, im Durchschnitt gerechnet, auf einige und siebenzig Stunden berechnen. Wird aber die Krankheit versäumt, vorzüglich im zweiten Zeitraume verkannt, unrecht, verkehrt oder nachlässig behandelt, oder wird erst im dritten Stadio Hülfe gesucht, dann dauert dieser Zeitraum länger, und es giebt der Beispiele, wo derselbe 6 — 12 Tage anhaltend fortgedauert hat, bevor der kritische Schlaf zu erzielen war. Die höchste Dauer dieses Zeitraums, die dem Vfr. vorgekommen ist, aber auch nur in einem Falle, bei einem Säufer der ersten Art, der schon mehrere Anfälle des delirium tremens überstanden, belief sich auf eilf Tage. Im Allgemeinen kann man annehmen: daß die Dauer dieses Anfalls und vorzüglich des dritten Zeitraums um desto länger, ja daß die Krankheit desto hartnäckiger seyn wird, je öfter der Kranke schon davon befallen war, je mehr habituell geworden die zerrüttende Stimmung und Anlage, Spannung im Nervensystem. Doch kommen auch hier Ausnahmen vor; so beobachtete der Vfr. das delirium tremens bei einem 40jährigen Manne in einem Zeitraume von acht Monaten zwei Mal, wo der Anfall das erste Mal länger war und der dritte Zeitraum bis zur Krisis vier Tage dauerte, da hingegen im zweiten Falle die Dauer des dritten Stadiums innerhalb 36 Stunden eingeschränkt wurde — doch mochte die Ursache hievon auch darin begründet seyn, daß beim zweiten Anfalle früher Hülfe gesucht wurde, als beim ersten.

4) Zeitraum der Krisis und der Ausgänge.

Das Stadium der Krisis folgt unmittelbar auf das der Höhe, und jenes geht in dieses über, sich von der Krankheit zur Genesung umwendend. Schon auf der Höhe des dritten Zeitraums ist der bald bevorstehende Eintritt der Krisis in bestimmten, fast immer zuverlässigen Zeichen vorausgesagt. Die wilden, wüthenden, anhaltenden Delirien lassen nach, kehren nur in kürzern oder längern Paroxysmen wieder, machen Remissionen, nachdem sie kurz vorher noch anhaltend waren; auch diese Paroxysmen vermindern sich, werden mäßiger, ihre Dauer kürzer, sie kommen seltener; der Kranke hat helle, lichte Zwischenräume, die allmählig immer länger dauern, öfter kommen und seltener von den wilden Anfällen, von den Delirien und Sinnestäuschungen unterbrochen werden. Dabei behält der Kranke noch fort das ungestüme, hastige, heftige Wesen, die Wildheit des Auges und der Physiognomie, ja der hastige habitus dauert zuweilen noch nach vollkommener Krisis mehrere Tage hindurch an, bevor das gesunde, natürliche, ruhige Wesen wieder eintritt; vorzüglich zeigt sich diese Hast und Heftigkeit in der Sprache. Allmählig wird der Kranke ruhiger und stiller, er bleibt anhaltender und länger in *einer* Lage; die Convulsionen, das Zittern lassen nach, der Kranke wird von öfterm Gähnen befallen, die Augen werden matt, die Augenlieder fallen unwillkührlich zusammen, die Physiognomie und der ganze habitus des Kranken deutet hin auf Ermattung und Müdigkeit — und so fällt er allmählig in den tiefen, ruhigen, anhaltenden, natürlichen Schlaf, der die Bedeutung einer vollkommenen Krisis hat, indem er bald den wilden Sturm im Nervenleben beschwichtigt und die krampfhafte, convulsivische Spannung in demselben zwischen seinen verschiedenen Gebilden und Organen ausgleicht. Im Anfange scheint der Schlaf nicht ganz ruhig und sanft zu seyn, man hört den Kranken darin oft tief stöhnen, seufzen, ängstlich, zitternd auffahren, jedoch ohne zu erwachen; mitunter scheint er schwer und beklommen zu athmen, der Athem geht eng, schnell, kurz, beklommen, mit Stöhnen und Seufzern unterbrochen; allmählig aber wird der Schlaf ruhiger, ganz natürlich, tief, schnarchend; der Kranke liegt fest auf einer Stelle, rührt sich nicht, fährt nicht mehr ängstlich auf; der Athem wird frei, natürlich. Diese natürliche, feste, dauernde, ununterbrochene Beschaffenheit des Schlafs ist nothwendig erforderlich, wenn er von der kritischen und heilenden Bedeutung seyn soll; denn die Erfahrung lehrt: daß ein kurzer, vorübergehender, unruhiger, krankhafter Schlaf von wenigen Stunden von böser Vorbedeutung ist, und als ein schlimmes Zeichen gilt. Denn es kommen Fälle vor, wo der Kranke auf einen heftigen Sturm der Paroxysmen in Schlaf verfällt, mehrere Stunden schlummert, aber angstvoll, unruhig, mit krampfhaftem Auffahren aus dem Schlafe und schnell wieder zurückfallend in den unruhigen Schlummer. Dieser Schlaf ist nicht natürlich, sondern krankhaft, es ist mehr ein Halbschlaf, Coma Vigil, ein Sopor, also kann er nicht von der kritischen Wirkung und Bedeutung seyn. In diesem Sopor liegt der Kranke oft mehrere Stunden fort, 2, 4, 6 Stunden hindurch, ohne zu deliriren, oder zu schwatzen und zu sprechen. Die günstigen Zeichen, die dem wirklich kritischen vorausgehen, die von der Ermattung und Ermüdung, das allmählige Nachlassen des Sturms, die größere Ruhe des Kranken, die anhaltendern Remissionen und gelindern Grade der Paroxysmen, der matte, müde Blick des vorher wilden Auges, das Gähnen 2c., fehlen vor diesem Sopor; der Kranke geht aus dem Zustande der ungestümen Heftigkeit und Wildheit, in den geistigen wie in den organischen Aeußerungen, plötzlich in den des Sopor über. So wie der Kranke nach einigen Stunden aus dieser Schlummersucht erwacht, tritt die vorige Szene der Wildheit, der ungestümen Heftigkeit, der Delirien, der Convulsionen und Krämpfe wieder ein, und meist in einem höhern Grade. So beobachtete der Vfr. einen tödtlichen Fall, zu dem er erst gerufen worden, als die Krankheit schon im dritten Zeitraume stand; die wildesten, heftigsten Delirien, die ungestümsten und heftigsten Handlungen und Bewegungen, Convulsionen und Krämpfe aller Art, wechselten hier mit soporösen Anfällen von einer oder mehreren Stunden ab. Nach einem heftigen, mehrere Stunden dauernden Anfalle von Delirien und convulsivischen Bewegungen fiel der Kranke in einen soporösen Schlummer, mit Fliegen, Zittern der Glieder, convulsivischer Verzerrung des Gesichts, ängstlichem Auf- und Zusammenfahren im Schlafe; dieser unruhige Schlummer dauerte ohngefähr drei Stunden, dann erwachte der Kranke plötzlich, wild, convulsivisch auffahrend und in wilde Delirien ausbrechend und heftige, schüttelnde und erschütternde Zuckungen — worauf bald allgemeine Starrkrämpfe folgten, die nach einigen Stunden in einen stumpfen, lähmungsartigen Stupor, Gefühllosigkeit und Lähmung übergingen, in welchem Anfalle am dritten Tage der Behandlung der tödtliche Ausgang erfolgte. Dieser Kranke erlitt den Anfall des delirium tremens zum ersten Male und starb daran in einem Alter von 28 Jahren, war übrigens schon seit seinem sechszehnten Jahre dem Trunke ergeben. Der Schlaf muß natürlich seyn, wie der gesunde, tief, ununterbrochen, wenn auch im Anfange ängstlich, unruhig, von schreckhaften Träumen und Bildern unterbrochen, doch später ruhig und fest; er darf nicht kurz seyn, auf wenige Stunden beschränkt, sondern muß anhaltend fort, wenigstens 10 — 20 Stundeu dauern, wenn er auf einen Schlag den Anfall aufheben und die Krankheit schnell kritisch entscheiden soll. Denn allen ursprünglichen und reinen Nervenkrankheiten ist diese rasche und plötzliche Krisis eigenthümlich, der Schlaf löset auf der Stelle den Widerspruch auf, der krankhaft obwaltet zwischen den Sphären und Gliedern des Nervensystems. Die Dauer dieses kritischen Schlafs ist verschieden nach dem Grade der Heftigkeit und der längern oder kürzern Dauer der Krankheit; vorzüglich richtet sich dieß nach der Dauer des dritten Zeitraums. Je kürzere Zeit ein Anfall des delirium tremens gedauert, in je gelindern und mehr nachlassenden Zufällen es sich entwickelt hat, eines desto kürzern und weniger anhaltenden Schlafs bedarf es auch, um die krankhafte Spannung im Nervensystem auszugleichen und die Harmonie seiner Sphären und Glieder zurückzuführen. In der Regel kann man die Dauer dieses kritischen Schlafs auf 12 — 24 Stunden berechnen, wenn gleich auch Fälle vorkommen, wo dieselbe sich über 48 Stunden hinaus erstreckt. Gleich nach dem ersten Schlaf und nach dem Erwachen sind die Hauptsymptome verschwunden, das volle Bewußtseyn ungetrübt zurückgekehrt, jede Spur des Deliriums verschwunden; nur dunkel, als wie im Traume, erinnert sich der Kranke an das, was während der Krankheit mit ihm vorgegangen, was er gethan, was er geredet; wie es aber im dritten Zeitraume mit ihm gestanden, davon weiß er nichts, wie er sich überhaupt nicht auf das Einzelne und Besondere besinnen kann. Außer dem Gefühl einer Abspannung, einer gewissen Wüstheit, einer leichten Ermattung, klagt er keine Krankheitsempfindung, nur fühlt er sich sehr ermüdet, und würde gleich nach dem Erwachen wieder in den Schlaf zurückfallen, wenn er nicht davon mit Zwang sich enthielte. Alle physischen Functionen gehen in naturgemäßer Ordnung vor sich, der natürliche Appetit kehrt gleich nach dem Schlafe zurück, der Kranke fordert Speisen und verzehrt sie mit Lust.

Andere Arten der Krisis, kritische Entscheidungen durch qualitativ veränderte oder quantitativ vermehrte Se- und Excretionen, beobachtet man beim delirium tremens nicht; der Schlaf ist die wesentliche, und reicht zur vollkommnen Entscheidung aus. Denn die Krankheit hat nicht ihr Organ und den Heerd ihrer Bildung in solchen Gebilden, die, abhängig von den Verhältnissen der Materie und von dem irdischen Elemente, ihre Metamorphosen in Veränderungen des materiellen Lebens, in denen der Ab- und Aussonderungsstoffe haben. Bei diesen ist die Krisis eine materielle, ausgedrückt in Metamorphosen der organischen Stoffe, bei der reinen und idiopathischen Nervenkrankheit aber eine immaterielle, dynamische, ätherische; daher erfolgt die Krisis hier nicht nach den Bildungs-Gesetzen der Materie, in successiven Verwandlungen, sondern plötzlich, blitzartig, so rasch und immateriell und auf mehr geistige Weise, wie das Licht und die Nerven-Bewegung, die Leitung der Nervenkraft. Daher beobachtet man während und nach dem kritischen Schlafe im delirium tremens keine Veränderungen in den Se- und

Excretionen, weder der Qualität, noch der Quantität nach, denen man eine kritische Bedeutung zurechnen könnte. Der häufige, triefende Schweiß kann um so weniger als kritisch angesehen werden, da er schon im Wachsthum und auf der Höhe gegenwärtig, und begründet ist: in der innern Angst und Unruhe, in der Hast und Wildheit, wovon das Nervenleben befangen. Zuweilen beobachtet man in allen Zeiträumen der Krankheit wäßrigte Durchfälle, aber durchaus keine kritischen, sondern dieser Zufall ist keinesweges von Bestand. Der Urin, der oft im Verlaufe unterdrückt ist, oder doch nur in geringer Quantität abgesondert und ausgeleert wird, hat meist die krampfhafte Natur und die Beschaffenheit, welche den reinen Nervenkrankheiten wesentlich ist: er ist dünn, wäßrigt, ohne Bodensatz, und geht unter örtlichen, krampfhaften Zufällen der Harn-Organe gewöhnlich ab. An kritische Blutflüsse ist beim delirium tremens um so weniger zu denken, da das Wesen der Krankheit nicht auf das Gefäßsystem geht, und da weder im Verlauf örtliche Congestionen auf innere Organe, noch weniger Zeichen von Entzündung gegenwärtig sind. **Der Schlaf allein ist die einzige, die wesentliche Krisis.**

Wo dieser kritische Schlaf und mit ihm die Wendung in die Genesung nicht erfolgen will, oder nicht genügend, nur unvollkommen, nicht entscheidend, nur auf einige Stunden, als unruhiger Sopor sich zeigt, da kann die Krankheit leicht einen bösen, örtlichen Ausgang nehmen, vorzüglich wo die rechte Hülfe versäumt, die Behandlung verkehrt, oder die Kunst zu spät angesprochen ward, besonders bei Constitutionen, wo bereits durch ein langes, habituell gewordenes Saufen und regelloses Leben das Nervensystem zerrüttet und

schon lange in einer krankhaften Spannung erhalten war. Aber das Wesen dieses Ausgangs besteht beim delirium tremens nicht in materiellen, sichtbaren Verwandlungen, Zerrüttung und Ausartungen des Nervensystems und seiner Materie; nicht in Entwickelung anorgischer, elementarischer Stoffe; nicht auf Zurückführung der Nerven-Materie zu ihrer rohen, elementarischen Natur; nicht in Wasser-Ausschwitzungen im Gehirn und wichtigen Zweigen des Nervensystems; nicht in Verdickung, Verhärtung der Nerven-Häute; nicht in After-Gewächsen und Metamorphosen der Nervensubstanz in fremdartige Gebilde. — Ausgänge, die man als Folge einer Entzündung im Gehirn und Nervensystem beobachtet. Bei der immateriellen Natur des delirium tremens, und bei dieser Art seines bösen Ausgangs, ist es daher kein Wunder, daß die Leichen-Oeffnungen so fruchtlos geblieben, und so ganz ohne fruchtbare Resultate; denn nur die materiellen, sichtbaren Metamorphosen, welche die Krankheit in den organischen Gebilden erzeugt und zurückgelassen hat, sind dem anatomischen Messer erreichbar, aber nicht so die höheren, immateriellen, welche unmittelbar das Innere, das Wesen betreffen, und nicht die organischen, materiellen Nachbildungen desselben. Bei den reinen, idiopathischen Nervenkrankheiten, die nicht deuteropathisch, aber als Folge begründet sind in materiellen Metamorphosen nervöser Gebilde, werden nimmer die Leichen-Oeffnungen der Wissenschaft Aufklärung und bestimmte Resultate geben.

Der böse Ausgang im *delirium tremens* hat das Wesen einer immateriellen Lähmung, eine Erstarrung des Nervenlebens und seiner organischen Bewegung ohne materielle Veränderungen, ohne sichtbare Ausartungen und Zerrüttungen seiner organischen Basis, der Nerven-Materie und der Nerven-Gebilde. Der tödtliche Ausgang tritt unter der Form und den Zufällen des sogenannten Nervenschlages, Apóplexia nervosa, ein. Der Ausdruck: Nervenschlag, für diesen bösen Ausgang der Krankheit ist, eigentlich und streng genommen, nicht ganz passend, obgleich dieselben Zufälle sich zeigen, welche jenen bezeichnen; denn die Lähmung des Nervensystems geht beim delirium tremens nicht sowohl unmittelbar und ursprünglich vom Gehirn aus und pflanzt sich über das Nervensystem und seine Gliederung fort, sondern das Gehirn wird erst später per consensum gelähmt und erstirbt nicht zuerst, sondern zuletzt. Beim delirium tremens geht die lähmende, ertödtende Kraft der Krankheit zunächst und unmittelbar von den Nerven der Brust-Organe, des Zwerchfells, des Herzens und der Lungen aus, als von den Gebilden, die vermöge ihrer Nerven in der nächsten Verbindung und organischem Zusammenhange mit dem Nerven-Organ stehen, was den ursprünglichen Sitz der Krankheit giebt. Daher zeigen sich zuerst beim bösen Ausgange die Zeichen der Lungen-Lähmung, des Catharrus suffocativus. Die Brust wird beklommen, der Athem geht anfangs sehr kurz und schnell, immer aber eng, beklommen, später ungewöhnlich langsam, in aussetzenden, seltenen Zügen; dabei findet sich das Röcheln, das Schleim-Rasseln ein. Die Lungen-Nerven erscheinen zuerst gelähmt; nun treten auch die Zeichen von der Lähmung des Gehirns deutlicher und in bestimmtern Zügen hervor: der Kranke fällt in einen tiefen Sopor, in den lähmungsartigen Stupor, in die dumme, gleichgültige Betäubung; das Gefühls- und Empfindungsvermögen ist gelähmt, erstorben; die Pupille ist erweitert; das Auge erloschen, abgestorben; der Blick einfältig, dumm, verwirrt, trübe, ohnmächtig; die Physiognomie eingefallen; die Nase spitz; das Ungestüme, Heftige und Wilde hat sich verloren; die Delirien sind milde, ein dummes, verwirrtes, unverständliches Murmeln. In den übrigen Gliedern des Nervensystems zeigt sich diese Lähmung vorzüglich: durch das Flockenlesen, das Fliegenfangen, das Zupfen und Zerren an der Bettdecke, das verwirrte, ohnmächtige Bewegen der Hände; die Convulsionen, die Krämpfe, das Zittern und Fliegen, wie man es in dem zweiten und dritten Zeitraume der Krankheit beobachtet, zeigt sich jetzt nicht mehr, oder doch in einer ganz andern Form und Character; in jenen Zeiträumen hatten diese Zufälle den Character der ungestümen, wilden Heftigkeit, der unruhigen Hast, jetzt tragen sie den entgegengesetzten: den der großen Schwäche, der bösartigen Entkräftung, der Ohnmacht; alles Heftige und Rasche ist verschwunden, der Status nervosus hat sich in den perniciosus verwandelt.

Die Lungen-Lähmung, der Catharrus suffocativus, worin das delirium tremens den bösen Ausgang macht, ist wesentlich und dem innern Grunde nach verschieden von dem, wodurch man die Entzündungen der Lungen, des Herzbeutels, des Herzens tödtlich verlaufen sieht. Die Zufälle sind im Allgemeinen gleich und dieselben, mit Ausnahme derjenigen, welche zugleich auf eine Lähmung des Gehirns und des ganzen Nervensystems hindeuten, den vollendet in allen Zügen ausgebildeten Status pernitiosus, wie es dem Ausgange beim delirium tremens wesentlich ist — Zufälle, welche meist bei dem Catharrus suffocativus, welcher auf die Entzündungen der Brust-Organe folgt, fehlen. Aber auch dem innern Wesen nach sind beide Formen der Lungen-Lähmung verschieden: der Catharrus suffocativus nach den Entzündungen in den Brust-Organen beruhet auf organische Metamorphosen, auf materielle Entartungen in diesen Gebilden; er hat meist das Wesen des Hydrothorax, der hitzigen Brustwassersucht, und ist begründet in der Ausschwitzung und Ergießung von Wasser, von Lymphe, Serum in die Brusthöhle, oder er ist die Folge von profusen Eiter-Erzeugungen und Ergießungen. Der Catharrus suffocativus hingegen, worin das delirium tremens endet, beruhet niemals auf materiellen, organischen Metamorphosen in den Brust-Gebilden, sondern ist eine reine, immaterielle Lähmung, ein Absterben der Materie ohne Auflösungen und Entartungen der Substanz, aus einem höhern Einfluß, **aus dem Ertödten und Absterben des Lebens darin, durch Lähmung der beseelenden und belebenden Nervenkraft.**

Andere Ausgänge, als die in den kritischen Schlaf und die Genesung, oder in die Nerven-Lähmung und den Tod, hat das delirium tremens nicht; wenigstens kennt die Erfahrung keine anderen Ausgänge, insofern sie die Krankheit nimmt in ihrer acuten Form, in ihrem raschen und hitzigen Verlauf. Es unterliegt zwar keinem Zweifel, daß bei alten, habituellen Säufern, welche viele Jahre der Sünde ergeben waren, bei öfters wiederholten Anfällen vom delirium tremens und bei unterlassener Entwöhnung von dem sündhaften Leben, mancherlei krankhafte Anomalien und Zerrüttungen im Nervensystem, als: Anfälle von Krämpfen, Magenkrämpfe,

Epilepsien, ja geistige Schwäche, z. B. des Gedächtnisses, auch der Sinne zurückbleiben; aber diese gehören nicht hieher, sondern vielmehr in eine Abhandlung von der Trinksucht überhaupt. Eben so wenig kann hier die Rede seyn von den krankhaften Anlagen und Abnormitäten, welche das Saufen nach und nach in den Organen des vegetativen Organismus erzeugt, Verhärtungen in der Milz, Verstopfungen und chronische, schleichende Entzündungen in derselben hervorbringt, oder das Gleiche in der Leber erzeugt, woraus sich dann im erstern Falle der Vomitus cruentus in häufigen Anfällen, im zweiten der chronische Icterus entwickelt, und aus beiden zuletzt die allgemeine Wassersucht.

Viertes Kapitel.

Von dem Wesen des delirium tremens und seinem Organ oder Sitz.

In den obigen Abschnitten ist das delirium tremens in Rücksicht seines Begriffs, seiner äußern Form, seiner Eigenthümlichkeiten, seines Verlaufs und Ausgangs abgehandelt worden, und davon die Rede gewesen, was dasselbe der äußern Form nach zur eigenthümlichen, bestimmten Krankheitsform macht; jetzt liegt uns die Entwickelung von dem ob: worin das innere Wesen bestehe, was und wo das Organ der Genesis sey, worin das Innere sich gründe, wodurch gerade diese eigenthümliche Form zur äußern Erscheinung kommt, oder was im Innern das delirium tremens als ein morbus sui generis bildet. Die Form der Krankheit ist das äußere Abbild des innern Wesens, der Begriff derselben ist der Reflex von ihrer Idee, von ihrem Wirklich-geworden-seyn, von ihrem In-sich-selbst-beharren, In-sich-selbst-seyn als feste, lebendige Erscheinung. Das Wesen der Krankheit an sich ist nichts Festes, es hat nicht die Bedeutung einer lebendigen Form, eines in sich selbst Abgeschlossenen und Seyenden, wie der Begriff, sondern die Idee des Werdens; es hat das Streben, sich zur Form zu bilden, aus seinem reinen, innerlichen, subjectiven Leben herauszutreten in das objective. Dieser Proceß des Werdens, des Schaffens der Krankheit zur Form und zum Begriff, diese Umwandlung der subjectiven Idee in den objectiven Begriff, ist dargestellt in der Geschichte, in dem Verlaufe derselben. Denn erst nach vollendetem Verlauf, oder vielmehr im Stande der Höhe und ihrer Blüthe, kann die Krankheit als Begriff bestimmt und aufgefaßt werden; denn in den früheren Perioden ihrer Geschichte ist sie noch kein für sich, in sich Seyendes und Geschlossenes, sondern nur erst ein Werdendes, sie ist noch nicht zur festen, stetigen, organischen Form gereift, sondern noch von elementarischer Natur, und hat nur das Streben, sich zu organisiren. Wie die Idee aus sich herausgehen muß, um Begriff zu werden, so muß das subjective Wesen der Krankheit in die organische Verwandlung gehen, um sich als feste, organische Form zu gestalten und selbstständiges Leben zu gewinnen.

Hieraus ergiebt sich die Bedeutung des Verlaufs der Krankheit: er ist die Geschichte von dem Werden ihres Wesens zur Form, der Idee zum Begriff. Ursprünglich und in den Wurzeln ihrer Genesis hat das Wesen der Krankheit nicht die organische Natur, sondern die rohe, dem Thierischen heterogene, elementarische Natur. Ihr Verlauf bedeutet nichts anderes, als das Streben, sich zu organisiren, den rohen, elementarischen Saamen in ein organisches Gebilde zu verwandeln, ihr Wesen zur selbstständigen Form zu erheben und so das Organische zu desorganisiren, indem sie etwas ihm Heterogenes an seiner Stelle schafft. Jede Krankheit ist ein Streben, ein Versuch zur Desorganisirung des Organischen, zur Auflösung desselben in die elementarische Natur, in den rohen Thiersaamen — in das wilde, infusoriale, chaotische Leben ohne feste Form, ohne selbstständiges, organisches Leben.

Das Wesen jeder Krankheit an sich, seiner Idee nach

und in den ersten Keimen seiner Entwickelung, ist ein rein: deelles, abstractes, daher immateriell und nicht als etwas Festes, Bestimmtes in der Erscheinung gegebenes. Diese Immateriellität, das Subjective, Innere der Krankheit ist aber von verschiedenem, bald höherm, bald niederm Grade, je nachdem der organische Heerd, worin sie ihre Anlage und das Substrat ihrer Entwickelung hat, auf einer höhern oder niedern Stuffe in der Entwickelungs-Leiter des Organischen steht. Je mehr und e höher das System, worin der Heerd der Entwickelung einer Krankheit ist, das Substrat ihrer Bildung, den irdischen Elementen und ihren Einflüssen entrückt ist, oder auf einer e höhern Entwickelungs-Stuffe das Gebilde im Thierleibe steht, desto immaterieller, ätherischer wird auch as Wesen der Krankheit, desto freier von den Gesetzen der Materie, desto weniger wird es sein Streben erreichen, sich festzustellen und auszubilden in materiellen Metamorphosen. Wo daher das Wesen der Krankheit seine Anlage und den Heerd seiner Entwickelung in den niedern, rohen, mehr von den Gesetzen der Materie beherrschten Gebilden hat, da wird es auch irdischer seyn, und deutlicher ch aussprechen in materiellen Verwandlungen. Dieses Gesetz ist noch tiefer begründet und hat einen noch höhern Ursprung: es hängt ab unmittelbar von dem Wesen er Krankheit selbst, von ihrem innersten Grunde, von dem Elemente ihrer Bildung. Denn die allgemeinen Naturkräfte und Elemente, als diejenigen Potenzen, welche das Wesen der Krankheit bilden, wo sie in Zwiespalt treten und in Heterogenität mit dem Wesen ihrer organischen Gegenbilder und Substrate, den organischen Grund-

Gebilden, sind von verschiedenem Range und von verschiedener Bedeutung: entweder mehr von der irdischen, oder mehr von der ätherischen, mehr von der materiellen, oder mehr von der ideellen Natur. Dieß ist aber nicht unbedingt zu nehmen, sondern nur relativ; denn jedes Element, jede allgemeine Naturkraft, als das Schaffende und sich Bildende in Allem und Jedem, ist von immateriellem Wesen; die Verschiedenheit ist nur eine relative, und in der nähern oder entferntern Verwandtschaft gegründet, worin das Element zu dem irdischen Leben steht, in der niedern oder höhern Natur des organischen Gebildes, welches im Thierleibe sein Ebenbild, sein Stifter und seine organische Form ist, worin es vorzüglich schaffend und als in seinem Homogenen und Identischen, nur auf einer höheren Potenz, belebend wirkt. So z. B. ist das Wesen der Entzündung mehr materiell und geneigter zu sichtbaren, materiellen Umwandlungen der thierischen Substanz, als das Wesen der ursprünglichen Nervenkrankheit, weil das Element von jener irdischer ist; daher beobachtet man im Verlauf der Entzündungen und in ihren Ausgängen sichtbare, materielle Metamorphosen in den Gebilden und Substraten des Organischen, die bei den reinen Nervenkrankheiten sich nicht der Beobachtung darbieten, weil die Umwandlungen, welche ihr Wesen in der organischen Substanz und in dem Leben erzeugt, mehr immaterieller Natur, mehr von dem unsichtbaren, ätherischen Wesen sind. So verhält es sich mit den bösen Ausgängen beider Krankheits-Elemente, wie mit den glücklichen, der Krisis. Wie die Alten sinnvoll die Krisis von der Lysis unterschieden, so ist das Wesen beider Krankheiten auch dem Grunde nach verschieden; die Entzündung hat die Krisis zu ihrer Entscheidung, und diese spricht sich aus in Veränderungen der materiellen Stoffe; die Nervenkrankheit aber die Lysis, oder die kritische Lösung von der mehr ätherischen Natur, ohne sichtbare, materielle Stoff-Veränderungen, weder der Qualität noch der Quantität nach

Das delirium tremens ist eine reine, ursprüngliche Nervenkrankheit, ganz von selbstständiger, eigenthümlicher Form, begründet und bestimmt darin: daß es seine Anlage, das Organ und den Heerd seiner Entwickelung in einer selbstständigen, eigenthümlichen, organischen Basis hat, in einer in sich geschlossenen Sphäre des Nervensystems. Nur diese Sphäre, dies Glied des Nervensystems kann die Anlage, den Keim zu dieser Krankheit empfangen, und diese Basis allein dieselbe in der eigenthümlichen Gestalt, in den bestimmten Zufällen ausbilden, worin die Krankheit in die äußere Erscheinung tritt. Als Nervenkrankheit hat das delirium tremens die ätherische, immaterielle Natur; auf diese beziehen sich alle Zufälle; weder in ihrem Verlaufe, noch auf ihrer Höhe ist sie durch merkbare, materielle, organische Verwandlungen und Veränderungen bezeichnet, eben so wenig in ihren Ausgängen. Alle Symptome zeigen die ätherische Natur, krankhafte Spannungen, abnorme Veränderungen im geistigen Organismus, in der Seele, im Gemein-Gefühl, oder in den dynamischen Lebens-Bewegungen, ohne wirkliche Veränderungen in dem materiellen Leben, in der organischen Substanz.

Das Wesen jeder Krankheit, und somit auch das von

der, die unmittelbar aus dem Nervenleben kommt, ist begründet: durch eine heterogene Spannung, durch einen Widerspruch des innern, belebenden und schaffenden Princips, des Elements, der allgemeinen, cosmischen Naturkraft, mit ihrem organischen Ebenbilde, mit ihrer Basis. Harmonische Verbindung der elementarischen Natur mit der organischen, Verwandlung jener in diese auf der entsprechenden Lebensstuffe, ist das Wesentliche jedes organischen Gebildes; es lebt, bildet, zeugt, bewegt und verwandelt sich nur in diesem unendlichen, polaren Lebensproceß! Es ist einerseits ein Streben des Elementarischen zur organischen Form, und andrerseits eine Reaction des Basischen, jenes in sich, in seine Form zu binden, seinem Lebenscharacter und seiner Lebensstuffe identisch zu setzen. So steht das Leben und seine Bewegung zwischen steter, unendlicher, sich immer erneuernder Action von Seiten des Elementarischen und Reaction des Organischen. Diese Spannung zwischen den Polen ist eine natürliche und normale, so lange sie im Gleichgewicht bleibt; aber sie wird eine krankhafte, sobald sie überwiegend wird nach dem einen oder andern Pole, sobald die elementarische Action oder organische Reaction das Maaß und die Stuffe überschreitet, wobei nur der Character und die Form des Gebildes in ihrer lebendigen Wesenheit bestehen kann. *Hier ist der innere Grund für die wesentliche Verschiedenheit der beiden Krankheits-Paare, als der Grundkrankheiten des Organismus, des hitzigen und des chronischen*; entweder ein +, ein Ueberwiegen des Elementarischen, eine Ueberspannung des Lebens, oder des Basischen, eine Erstarrung des, seinem Wesen nach, Immateriellen zur festen, unbeweglichen, unveränderlichen Gestalt.

Das ursprüngliche Organ, der Sitz des *delirium tremens*, ist nicht das Gehirn; die Bedeutung und Wesenheit des Gehirns erklärt uns die Eigenthümlichkeit der Form und der Zufälle der Krankheit nicht; sie muß daher in einem andern, aber wichtigen Gliede des Nervensystems die Anlage und den Heerd ihrer Entwickelung haben. Eben so unrecht würde es seyn, den Sitz der Krankheit im ganzen Nervensystem, in der Totalität des Nervenlebens annehmen zu wollen; in diesem Falle müßte die Krankheit in ihrer Form einem wahren Proteus gleichen, und ihre Erscheinung und Form trübend durchflochten seyn mit allgemeinen Nervenzufällen von der mannichfaltigsten Art; sie könnte, ihrer Form, nach nicht so eigenthümlich, so selbstständig, so in sich seiend und abgeschlossen seyn. Aus der eigenthümlichen Natur des Organs erklärt sich die Eigenthümlichkeit der Krankheitsform; man kann die Erscheinung nicht verstehen und deuten, wenn man dieselbe nicht in dem Elemente ihres Werdens erfaßt, wenn man das Aeußere nicht zu beziehen versteht auf das Innere und Wesentliche, was den bestimmenden Grund ihres Werdens und ihres Seyns enthält, was fortbildend und zeugend darin lebt und webt. Wenn auch das Wesen einer Krankheitsreihe für dieses organische Grundsystem, z. B. für die reine Nervenkrankheit, in allen Formen und in den verschiedenartigsten Zufällen sich gleich ist und immer Eins und dasselbe, so geht es doch in verschiedenen Richtungen in das Leben ein, seine Basis bald in diesem, bald in jenem Gliede ergreifend, und nach der Verschiedenheit der Sphäre und des Nervenorgans sich auch für die äußere Erscheinung mannichfaltig und vielseitig gestaltend. In allem Lebendigen, in der unorganischen, wie in der organischen Welt, waltet und spiegelt sich nur ein Leben, überall dasselbe; überall sind es dieselben allgemeinen Naturkräfte und Elemente, durch deren Metamorphose das Lebendige erzeugt und geschaffen wird, aber verschieden sind die Stuffen der Entwickelung, Verwandlung dieser Urkräfte, und dennoch so mannichfaltig die Formen des Lebens, wozu die Elemente sich zum selbstständigen Leben, in verschiedenem Maaße und Form, auf den verschiedenen Lebensstuffen verbinden. Wo diese Seminia Vitae, diese Grundelemente alles Lebendigen, nur immer Wurzel fassen, da werden sie sich immer nur in der Form entwickeln, welche der Lebensstuffe und dem Character der Basis homogen und entsprechend ist, mit welcher sie in das polare Verhältniß, in das Gesetz der Metamorphose treten.

Der Sitz des *delirium tremens* ist der *Plexus solaris*, der *Plexus coeliacus*, das epigastrische Nervensystem, und die von ihm, als seinem Gehirn, belebten, mit ihm in der nächsten Verbindung stehenden Nerven des organischen Lebens. Das Leiden des Gehirns, so wie die Affection der Nerven des sinnlichen, thierischen Organismus, ist keine ursprüngliche und wesentliche im delirium tremens, sondern eine zufällige, unwesentliche, aber leicht zu erklären aus der organischen Continuität des ganzen Nervensystems im Umfange seiner ganzen Gliederung, der vollkommensten Einheit in den einzelnen Theilen und der in Allem sich gleichen, identischen Substanz. Daß das Gehirn nur deuteropathisch, per consensum, nicht ursprünglich, idiopathisch, in der fraglichen

Krankheit leidet, beweiset der ganze Gang der Krankheit, die Art ihrer Genesis, der Character ihrer Zufälle. Alle Symptome und der wesentliche, innere Character in denselben deuten mit Sicherheit darauf hin: daß nicht im Gehirn, nicht in der Sphäre des geistigen Organismus die Wurzel der Krankheit ist. Es giebt allerdings ursprüngliche, reine Gehirnkrankheiten, die nicht erzeugt sind von einem dem Gehirn heterogenen Wesen, die sich nicht von einem fremden Elemente entwickeln, sondern unmittelbar aus einer krankhaften Richtung im Gehirn selbst, die nicht begründet sind und nicht gegeben in materiellen Verwandlungen der Hirnsubstanz, sondern die unmittelbar hervorgehen aus einer rein-immateriellen, ätherischen Affection des Hirnlebens, und welche in einzelnen Zügen allerdings dem delirium tremens gleichen und seiner Form nahe stehen. Doch der geübte Blick wird auch bei der scheinbaren äußeren Aehnlichkeit die wesentliche Verschiedenheit beider Krankheitsformen leicht erkennen, denn:

1) fehlt diesen ursprünglichen, reinen Gehirnkrankheiten ohne materielle Metamorphose der Hirnsubstanz das eine Hauptzeichen, das beständige, nie fehlende und ganz wesentliche beim *delirium tremens:* das Zittern, das Fliegen, der habitus tremulentus, convulsivus. Auch haben bei diesen Hirnkrankheiten aus krankhafter Reizung, Ueberspannung des Hirnlebens, die Delirien etwas Hastiges, Ungestümes, Wildes, das verwirrte Durcheinandermischen der Vorstellungen, aber mit dem großen Unterschiede: daß diese Hast und Unruhe sich nur auf den geistigen Orga-

nismus bezieht und seine Functionen, und in keinem leiblichen, organischen Zufall sich ausdrückt: nur eine excentrische Hast, ein wilder Ungestüm, ein rasches Durcheinander-Jagen der Bilder und Vorstellungen nur in der geistigen, nicht in der organisch-körperlichen, nicht in den leiblichen Functionen und Bewegungen; da hingegen beim delirium tremens diese Hast und dieser unruhige Ungestüm nicht allein in dem Irrereden, sondern auch in allen leiblichen Bewegungen, in allen Handlungen des Kranken, in seinem ganzen Verhalten ausgedrückt sind.

2) Diese ursprüngliche Gehirnkrankheit bildet sich plötzlich aus, und bricht mit einem Male in ihrer höchsten Blüthe, in der vollendeten Form hervor, ganz ohne Vorboten, ohne vorausgehende Anzeichen ihrer bevorstehenden Entwickelung. Ganz anders verhält es sich bei dem delirium tremens. In keinem Falle bricht dieses plötzlich aus und mit einem Male; immer gehen seiner Entwickelung ganz eigenthümliche, ganz bestimmte und wesentliche Vorboten, Voranzeigen voraus, aus denen man mit Sicherheit den bevorstehenden Ausbruch des Anfalls vorhersagen und sich darauf vorbereiten kann. Das Eigenthümliche dieser Vorboten, Vorzufälle des sich ausbildenden delirium tremens, sind so characteristisch und bezeichnend, daß ihre Bedeutung nicht zu verkennen ist, so wenig wie die Wurzel ihres Ursprungs; denn diese vorausgehenden Zufälle beziehen sich alle und deuten hin nicht auf ein Leiden des Gehirns, sondern unmittelbar auf eine krankhafte Nervenspannung, auf eine Veränderung im innern Leben des Plexus solaris, coeliacus. Hieher fallen die krankhaften Stimmungen

und Veränderungen im Gemeingefühl, die eigenthümliche Unruhe des Kranken, das rastlose, unstetige Wesen, das Gefühl der Unbehaglichkeit, Unruhe, der Seelenverstimmung, die Unlust zu allen Geschäften, die flüchtigen Täuschungen der Sinne; ferner das ängstliche, unruhige, unbehagliche Gefühl in den Präcordien, das Klopfen und Zucken daselbst, mit der Empfindung einer aufsteigenden Angst mit kaltem Schweiß im Gesicht, der Druck, die Schwere in der Herzgrube, der Ekel, die Uebelkeiten, das Schleimwürgen, ohne Zeichen aus dem status gastricus; Zufälle, die bei den reinen Hirnkrankheiten nicht Statt finden.

3) Das delirium tremens hat eine bestimmte Dauer, verläuft in gewissen Perioden, entsteht niemals plötzlich; da hingegen das Delirium, was jenem gleicht, aber ursprünglich und unmittelbar aus dem Gehirn kommt, plötzlich entsteht und eben so schnell verschwindet, ohne sich an gewisse, abgeschlossene Zeiträume zu binden. Zuweilen hat dieses Delirium einen periodischen Typus, periodische, wenn auch nicht regelmäßig der Zeit nach genau bestimmte, Anfälle, mit längern oder kürzern Intermissionen, was man nie beim delirium tremens wahrnimmt, wo höchstens nur schnell vorübergehende, flüchtige, helle Zwischenräume sich zeigen, aber ohne Intermission, höchstens als sehr kurze, schnell verschwindende Remissionen.

4) Diese ursprünglichen Hirnkrankheiten, unter der Form der Delirien, die aber nicht zu den Formen des habituellen Wahnsinnes gehören, sondern nur vorübergehende, flüchtige Anfälle bilden, setzen immer eine habituelle, reizbare Spannung im Gehirn eine eigenthümliche, nervenreizbare, sensible Constitution

voraus, und verbinden sich meist, oder gehen darin aus, mit habituellen Krankheiten des Nervensystems: mit den mannichfaltigen Formen der chronischen, habituellen Krämpfe, mit der Epilepsie, der Hysterie, dem St. Veits-Tanz; oft beobachtet man diese Delirien aus einer krankhaften Reizbarkeit und Ueberspannung im Gehirnleben, in der Art, daß sie einen Anfall, einen Paroxysmus dieser krampfhaften Krankheiten vertreten, oder mit diesen Paroxysmen abwechseln, oder auf der Höhe desselben sich entwickeln und die Krampfszene beschließen. So beobachtet man diese Delirien oft auf der Höhe eines hysterischen Paroxysmus bei sehr sensiblen Frauen; oft in der Entwickelungsperiode des weiblichen Geschlechts, zur Zeit der sich ausbildenden, aber noch unregelmäßigen Menstruation, oder auch bei krankhaftem, abnormen Monatsfluß, beim Ausbleiben desselben, kurz vor oder während der Zeit der Menses, oder in der Periode des alternden Lebens, wo die Menses zu fließen aufhören und ausbleiben. Die Anlage zu diesen Delirien hat vor allen die krampfhafte Constitution, die sensible, oder die mit dem überspannten, excentrischen Hirnleben, oder bei solchen Subjecten, die an habituellen Krämpfen leiden; sie kommen allein nur beim weiblichen Geschlechte, sehr selten beim männlichen, und dann nur als Folge und Wirkung heftiger, wüthender, das Gehirn erschütternder Leidenschaften, vorzüglich des Zorns, und nur in einem vorübergehenden Anfalle.

5) **Die Paroxysmen dieser Delirien sind zwar von unbestimmter, in der Regel aber nur von sehr kurzer, flüchtiger Dauer**; selten dauern sie länger als 24 Stunden, da hingegen das delirium tre-

mens selten vor dem vierten Tage sich kritisch entscheidet, d. h. von dem Zeitraume seiner Höhe an abgerechnet.

6) Die ursprünglichen Hirndelirien haben keine eigenthümliche, bestimmte Krisis; sie verschwinden so plötzlich, als sie entstanden; ein kritischer Schlaf ist zu ihrer Beseitigung nicht nöthig; die Kranken werden allmählig ruhiger und so kehrt nach und nach das Bewußtseyn zurück. Auch die Schlaflosigkeit gehört nicht zu ihren wesentlichen Zufällen, geht ihnen nicht, dem Anfalle, voraus, sondern verbindet sich nur zufällig damit, wenn es sich gerade trifft, daß ein solcher Paroxysmus sich durch längere Zeit und die Nacht hindurch zieht, oder gerade während der Nacht entsteht.

7) Das *delirium tremens* hat eine bestimmte, ganz eigenthümliche Ursache, die zunächst und ganz allein den Grund zu der Eigenthümlichkeit der Anlage und der Form, so wie zu den Zufällen enthält: die habituelle Trunkenheit, der zur Gewohnheit gewordene Mißbrauch des Brandtweins. Die Hirndelirien dagegen haben nie diesen Ursprung; man beobachtet sie bei Individuen, die niemals, auch nicht die kleinsten Portionen von Brandtwein genossen; bei dem delirium tremens gehört eine längere Zeit von Diathesis, Anlage dazu, ehe die Krankheit sich zur wirklichen Form ausbilden kann, da hingegen diese Hirndelirien ganz unerwartet und plötzlich hervorbrechen, in der Regel auf einen vorausgegangenen stürmischen Gemüthsaffect, oder an der Stelle einer habituellen krampfhaften Krankheit.

8) Das *delirium tremens* kommt fast immer, aber gewiß am häufigsten, beim männlichen Geschlechte vor, die Delirien des Gehirns fast immer nur

beim weiblichen, weil das männliche Geschlecht einen größern Hang zur Trinksucht hat, als das weibliche; jedoch kommen auch weibliche Kranke dieser Art, wenn gleich in seltenern Fällen, vor, indem auch die weiblichen Trunkenbolde so selten nicht sind.

Der Sitz des delirium tremens ist also nicht im Gehirn, sondern im Plexus solaris, in dem epigastrischen Nervensystem; die Krankheit ist begründet in einer krankhaften Verstimmung, in einer Ueberspannung, in einer immateriellen Veränderung des innern, wesentlichen Lebens in diesem Nervengeflecht und in den von ihm abhängenden Nerven. Aber worin besteht denn nun das Wesen, das Innere dieser Nerven-Ueberspannung, dieser krankhaften Verstimmung, da keine materielle, organische Metamorphose dieser Gebilde Statt findet, da nicht von einem heterogenen Krankheitselemente diese Nervengebilde getrübt und ergriffen sind, da keine ihnen absolut fremdartige Lebensqualität in ihnen erweckt ist? Das Innere, diesen Krankheits-Proceß in seiner eigenthümlichen Form Hervorrufende, kann sich nur gründen in einem Zerfallen dieser Nervensphäre, theils in sich selbst, theils in Rücksicht ihrer Verbindung mit dem Gehirn, als dem Centralheerd alles sensiblen Lebens. Zuerst also steht das Leben im Widerspruch mit sich selbst in dem Organ, in dem plexus coeliacus; die krankhafte Verstimmung des Nervenlebens in diesem Gebilde ist ursprünglich und unmittelbar darin gegründet: daß ein heterogenes Verhältniß, eine abnorme Veränderung eingetreten ist zwischen den beiden Polen des Nervenlebens in diesen Gebilden, eine krankhafte, seinem Wesen widerstrebende

Spannung zwischen dem elementarischen, mehr geistigen, ätherischen, immateriellen, und dem basischen, mehr organischen, materiellen Pol im Plexus solaris. Es ist in diesem Nervengeflecht ein höheres, mehr geistiges Leben geweckt, als dem Gebilde, seinem ursprünglichen Wesen und der Stuffe nach, zukommt und angemessen ist, worauf es in der Entwickelungsreihe des leiblichen Organismus steht; es hat sein Maaß, seine Form überschritten, daher hat seine Function und seine Lebensbewegung eine heterogene Richtung. Das Wesen dieser ausschweifenden Spannung zwischen den beiden Polen des Nervenlebens, die hier ursprünglich und unmittelbar vom Plexus solaris ausgeht, besteht darin: daß das elementarische, immaterielle Leben in der Art heterogen dem basischen, materiellen geworden ist: daß jenes dieses überwiegt und beherrscht, oder daß die Anlage, die elementarische Bildung, zu einer höhern Form der Erscheinung strebt, einen höhern Character in sich aufgenommen hat, als die basische Nervenkraft in ihre homogene Materie verwandeln, in ihrem Maaß, in ihrer Form binden und befestigen kann. Denn das ist ja eben das Wesen der thierischen Metamorphose: daß sie die Freiheit der unendlichen Lebenselemente, der allgemeinen Naturkräfte bindet, in die Nothwendigkeit der Form führt und in die organische Gesetzmäßigkeit aufnimmt, zurückleitet in ein bestimmtes Maaß, in eine gesetzmäßige, dem Wesen der Stuffe homogene Form. Reproduction, Verjüngung der organischen Substanz aus dem ihrem Wesen identischen Naturelement durch basische Reaction des Organischen ist die Idee der Metamorphose und das Wesen des Lebendigen; die Materie mit ihrer basischen Kraft hat die Bestimmung, die wilden, unendlichen Zeugungstriebe des elementarischen Lebens zu beschränken, festzuhalten in ihrem unendlichen Streben innerhalb einer bestimmten, endlichen Grenze, in einem, dem organischen Wesen und seiner Entwickelungsstuffe homogenen Maaße, damit die auf das Unendliche, Chaotische gehende Zeugungskraft der kosmischen Elemente und allgemein belebenden Naturkräfte — die Seminia Vitae — festgehalten werden in einer bestimmten Form, gebunden zu einem selbstständigen, eigenthümlichen Leben.

Wo dies innere Wesen der Metamorphose auf einer Stuffe der Entwickelung des leiblichen Organismus gestört und in seinen Polen heterogen geworden ist, da ist auch das Leben getrübt, in seiner eigenthümlichen Entwickelung und Richtung gehemmt, und so die innersten Wurzeln zu krankhaften Metamorphosen und heterogenen Lebens-Aeußerungen und Lebens-Processen gepflanzt. Der freien elementarischen Naturkraft ist es, befreiet vom endlichen, organischen Bande, vergönnt, die eigenthümliche Grenze zu überschreiten, unbeschränkt ihren wilden Trieben zu folgen und in ihrer ursprünglichen elementarischen Freiheit das Maaß der organischen Gesetzmäßigkeit und Ordnung zu überschreiten. So schweift das Un- und Uebermäßige, was nicht eingeht in das endliche Band der organischen Form und in das Gesetz der irdischen Ordnung, als wilder Trieb im Organismus umher, sich in ungesetzmäßigen, regellosen Lebens-Aeußerungen und Bildungen offenbarend. Denn was aus seiner Form und seinem Maaße weicht, was die Grenze überschreitet, **innerhalb welcher es nur an sich und in seiner Wesenheit bestehen kann**, das ist der organischen Gesetzmäßigkeit widersprechend, und in dieser Bedeutung Krankheit, und der innere Grund von krankhaften Lebensbewegungen und Metamorphosen; denn das Wesen und die Natur des endlichen Lebens hat sein bestimmtes Maaß, seine Grenze der Entwickelung, innerhalb welcher es nur als solches, als ein Selbstständiges bestehen kann.

Das elementarische Leben hat die zeugende, schaffende, das organische die bildende, entwickelnde Kraft; jenes enthält den unendlichen, chaotischen Lebens-Saamen in sich, diese nimmt ihn auf in ihre Basis, ihn verwandelnd, und das Unendliche zur Form zwingend und das Grenzlose begrenzend. Das Elementarische wirkt zeugend, polarisirend auf das Basische ein, belebt es zur Reaction und zur Verwandlung seines chaotischen Lebens-Saamens, seiner Lebensfähigkeit in einen festen, gesetzmäßigen Lebensstoff; das Elementarische wird untergeordnet der organischen Gesetzmäßigkeit, der Ordnung und der Form des Endlichen. Aber diese Ordnung wird getrübt, wo der eine Pol in seinem Streben überwiegend und herrschend wird, so hört die organische Gesetzmäßigkeit auf, die Lebens-Bewegung wird regellos, das Maaß der Form, das Gesetz des Wesens überschreitend, und so ausschweifend in gesetzlosen, ausschweifenden Aeußerungen und krankhaften Metamorphosen.

Das Wesen des delirium tremens ist darin begründet: daß der unendliche, elementarische Pol des sensiblen Lebens den ordnenden und bindenden, den Basischen beherrscht; daß jener das Maaß überschritten hat und die organische Gesetzmäßigkeit innerhalb einer bestimmten organischen Grenze, einer Stuffe in der Entwickelung des Nervensystems, einer gewissen Nerven=Basis, wo die Entfaltung des Nervenlebens zu einer bestimmten, selbstständigen Form gekommen, begrenzt ist — innerhalb des Plexus coeliacus. Somit ist diese Grenze aufgehoben und dies Maaß, die organische Gesetzmäßigkeit, wobei das Nervenleben nur in seiner Wesenheit und Natur bestehen kann; die unendliche Zeugungskraft ist regellos und unbegrenzt, weil der bildende Stoff ihr Un= und Uebermaaß nicht fassen und fesseln kann Durch dieses Un= und Uebermaaß des Elementarischen über das Basische ist auch zugleich eine Veränderung, eine Verstimmung der Natur in dem Gebilde, in dem Saamen=Nerven=Geslechte gesetzt; sie ist herausgehoben über ihr Maaß, über ihre gesetzmäßige Grenze; das Nervenleben ist gesteigert und hat, wegen Un= und Uebermaaß seines innern elementarischen Wesens, einen heterogenen Character angenommen in Rücksicht auf das gesetzmäßige Maaß und die Stuffe des Organs. Die Zufälle der Krankheit und die Form ihrer Erscheinung lehren und bestätigen diese Ansicht: das organische Nervenleben, das in dem Plexus coeliacus, was, seiner Natur und Stuffe nach, dem Gesetze der organischen Nothwendigkeit, der Natur=Regel gehorchen soll, strebt zur unmäßigen, grenzenlosen Freiheit, es schreitet über die Grenze der organischen Gesetzmäßigkeit hinaus und strebt, sich festzusetzen in unmäßiger Freiheit, und zwar in einer Sphäre, die, ihrem Wesen nach, angewiesen ist an das Gesetz und den Typus der organischen Nothwendigkeit, der physischen, aber nicht der geistigen Ordnung. Das organische, das physische Nervenleben ist ein geistiges, freies geworden;

was, seiner Wesenheit nach, die Functionen des leiblichen, physischen Organismus beherrschen soll, das beherrscht jetzt den geistigen. Das organische Nervenleben im Plexus solaris strebt, durch excentrische Polosirung angeregt, sich zu verwandeln in das freie Hirn-Nervenleben; die, ihrem Wesen nach, dem Gesetze der organischen Regelmäßigkeit dienende Nervenkraft wird zur freien Gehirn-Thätigkeit, die organische Function verwandelt sich in eine geistige. Das Organische wird ein Geistiges, das, seinem Wesen nach, Unfreie ein Freies; es tritt aus seinem Maaße und seiner Schranke in eine höhere Sphäre über, es entzieht sich dem Gesetze seiner Stuffe und strebt zu einer höheren hinauf. Das Gehirn steht unter der Herrschaft des Plexus coeliacus, solaris, das Obere und Freie ist zurückgewendet in das Niedere und Unfreie, durch das Aufgeregtseyn des Geistigen in dem, was, seinem Wesen nach, den Gesetzen der Materie angehört; es ist ein Freiwerden des im normalen Zustande vom irdischen Elemente gebundenen geistigen Princips. Hiermit ist alle Freiheit und Willkühr aufgehoben, zurückgewendet in das organische Gesetz der Nothwendigkeit, weil die Nerven-Sphäre die herrschende und vorwaltende ist, welche der organischen Gesetzmäßigkeit dient, und weil das höhere Geistige unterdrückt und in der Entwickelung seines Wesens gehemmt ist von dem niedern, materiellen Elemente, weil die geistige Nervenkraft gefangen genommen ist von der organischen. Das Wesentliche und Characteristische in den Erscheinungen und Zufällen dieses Zustandes ist aus diesem innern Wesen desselben leicht zu deuten: es ist das Unwillkührliche und Unfreie

Verhältniß im Acte seiner Genesis zu berücksichtigen. Dieß ist das Verhältniß, worin der *Plexus solaris* und das Gangliensystem zum Hirnleben, zum sinnlichen und geistigen Organismus steht. Das Gehirn-Nervensystem ist das Erste und Höhere, es ist das Herrschende und Ordnende; im normalen Zustande ist das Ganglien-System ihm untergeordnet, das Beherrschte und von ihm Geordnete. Aber wie das Gleichgewicht zwischen den beiden Polen in einem in sich geschlossenen und selbstständigen organischen System, zwischen dem Elementarischen und Basischen aufgehoben, und hervorschlagend die Richtung des einen verfolgt; so kann sich auch das Verhältniß umkehren zwischen den Thätigkeiten des Hirn-, Nerven- und des Gangliensystems, so daß das, seinem Wesen nach, Herrschende jetzt das Beherrschte, das Obere jetzt das Untere geworden ist. Wenn gleich das Nervensystem, seinem Wesen und seiner Substanz nach, sich überall gleich und identisch ist in seinen verschiedenen Verzweigungen und Gebilden, so ist die Form und der Character seines Lebens, die Art seiner Erscheinung und Verrichtung verschieden nach der realen, organischen Stuffe der Entwickelung, worauf seine verschiedenen Gebilde in der Stuffenleiter des Thierleibes stehen, je nachdem hier oder dort das Nervenleben freier und geistiger entwickelt, oder mehr gebunden ist und beherrscht vom irdischen Elemente, vom Gesetze der Materie. Durch Umkehrung der Pole, durch krankhafte immaterielle oder materielle Metamorphose kann das Obere zurückgehen in das Untere, oder umgekehrt, dieses in jenes sich verwandeln, indem die verschiedenen Gebilde des Nervensystems einen ihrer Stuffe heterogenen Character annehmen, und daher in fremdartiger Form zur Erscheinung kommen. Wesentlich und an sich, so wie der Substanz nach, ist das Hirnsystem nicht verschieden von dem der Ganglien, das Geistige nicht von dem mehr gebundenen organischen Nervensystem; *jenes, das Hirnleben, ist dieses zugleich nur auf einer höheren Stuffe, in freier, mehr unendlicher Entwickelung*, das Gangliensystem daher mehr endlich gebunden und abhängiger vom organischen, irdischen Gesetze der Materie; das Gehirn ist das in der Blüthe, in der freien Entwickelung, was das Gangliensystem in der Wurzel, in der Anlage, in der gehemmten Begrenzung durch das mehr irdische Gesetz der organischen Naturnothwendigkeit ist. Bei der inneren Gleichheit des Wesens, bei der Identität der Substanz, ist es nothwendig, *daß das Niedere auch die Anlage zu dem Höheren in sich enthalte, und daß es diese Anlage zur Entwickelung bringen kann durch sich erhebende Metamorphose*, durch Steigerung seines inneren Lebens, durch freiere Entwickelung des untheilbaren, sich überall gleichen, unendlichen Wesens. Das Gangliensystem stellt das Nervenleben mehr dar in der endlichen, irdischen Form, das Hirnsystem mehr in der unendlichen, freien, ätherischen Entfaltung; jenes ist das schlummernde, in endlicher Begrenzung und Form gebundene Hirnleben, dieses das zur freien Entfaltung emporgestiegene, zur unendlichen Entwickelung und ätherischen Bewegung erwachte Gangliensystem.

Das Gangliensystem bildet ein in sich abgeschlossenes Nervensystem; es ist ein Selbstständiges und Ganzes, hat seine eigenthümliche Sphäre der Entwickelung und seine bestimmte Grenze, innerhalb welcher es ein eigenthümliches Leben hat. Wo es durch materielle oder immaterielle abnorme Metamorphose aus diesem seinem Kreise heraustritt, wo es sein Leben steigert und über seine Stuffe hinausbildet, da artet es in heterogene, krankhafte Bewegungen aus, unterdrückt, verwirrt und bindet die freie Entwickelung des Hirnlebens. Das Gangliensystem hat seine eigenthümliche Natur, die gegründet ist in der Stuffe seiner Entwickelung, der Metamorphose der Nervenmaterie, wodurch es wesentlich verschieden ist von dem Character des Gehirnsystems; das Gangliensystem steht unter dem Gesetz der organischen Nothwendigkeit, es hängt von den irdischen Elementen ab und dient vorzüglich dem niederen, leiblichen Organismus; das Hirnsystem steht mehr auf der Stuffe der freien, geistigen Entfaltung, es ist mehr entfesselt von den irdischen Elementen, und dient dem freien, geistigen Leben; das innere Wesen ist in beiden Sphären sich gleich, dasselbe; dort mehr gefesselt und verborgen unter irdischen, materiellen Gestalten und Stoffverhältnissen, hier mehr frei, in unendlichen Formen und geistigen Erscheinungen entwickelt, weniger gebrochen und getrübt von den Verhältnissen des Endlichen.

Das zweite Verhältniß der Genesis von dem in Rede stehenden Krankheitszustande ist: heterogene Spannung, aufgehobenes Gleichgewicht zwischen den beiden realen Hauptpolen des Nervensystems, zwischen dem Gehirn- und Gangliensysteme, durch ausschweifende, immaterielle Metamorphose, durch Erethismus in dem letztern erregt. Der allgemeine Ausdruck für dieses geometrische Verhältniß ist: Ueberwiegen des organischen oder thierischen Lebens über das geistige; eine Umwendung der freien, unendlichen Thätigkeit in die unfreien, rohen Bewegungen und Triebe des materiellen, elementarischen Nervenlebens; eine Umkehrung der Pole: des Freien, Geistigen in das Unfreie, Thierische. Das Gehirn ist in diesem Zustande nicht mehr das Herrschende und Bestimmende, es ist das Beherrschte und einer niedern Kraft Untergeordnete; es ist gezwungen, dem seinem Wesen, seiner höheren Natur widersprechenden Zuge zu folgen, worin es fortgerissen wird von dem niederen, irdischen Elemente, von der noch nicht zur freien Dignität gekommenen, rohen Nervenkraft. So ist das, seiner Stuffe und seiner Natur nach, freie Leben ein unfreies geworden, ein den irdischen Mächten zurückgefallenes; daher das Unfreie in seiner Erscheinung; daher die rohen, wilden, haltungslosen, unwillkührlichen Triebe und Bewegungen — als die Zeichen und die Reflexen von dem Ueberwiegen des Irdischen, von der Herrschaft der rohen, elementarischen Naturkraft innerhalb der Sphäre des, seiner Natur nach, freien, geistigen Lebens.

Die ursprüngliche Wurzel dieses Zerfallens, dieses heterogenen Verhältnisses zwischer den beiden polaren Sphären des Nervensystems, zwischen der höheren und der unteren, dieser Umkehrung der Pole, ist gegründet in dem Central-Heerd des Gangliensystems, in dem Plexus coeliacus, solaris, als in dem Nervengebilde, was die Bedeutung des Gehirns hat für das organisch-thierische Nervensystem, für das des leiblichen Organismus. Dieses Nervenorgan in seiner Lebensausschweifung und Ueberspannung ist die Wurzel und der Heerd, aus welcher alle Krankheitserscheinungen im delirium tremens sich entwickeln, und auf den sie sich, als auf ihren inneren Grund, beziehen. Es könnte gegen diese Ansicht von dem Sitze der Krankheit der Einwand erhoben werden: als müßten dann die Zufälle und Erscheinungen der Krankheit sich mehr und deutlicher im leiblichen, vegetativen Organismus entwickeln; als müßten sie dann mehr das organische Leben, und zunächst das Blutgefäßsystem, betreffen, als dasjenige organische Gebilde, womit das Gangliensystem in der unmittelbaren Beziehung steht, auf welches es zuerst seinen nervenbelebenden Einfluß äußert. Abnorme Metamorphosen im Arteriensystem, krankhafte Veränderungen und Erscheinungen in dieser Sphäre des leiblichen Organismus, müßten die eigenthümlichen Zeichen seyn, worin dieser Krankheitszustand in die Erscheinung geht. Aber Zufälle dieser Art beobachtet man nicht im Verlaufe der Krankheit, sondern alle betreffen mehr den höheren geistigen Organismus, das Leben des Gehirns, der Sinne und der Bewegungen; das Wesen und der Sitz der Krankheit müßte demnach ein anderes, nicht das angedeutete seyn. Dieser Einwurf gegen die aufgestellte Theorie ist nur scheinbar; denn das Wesen dieser Krankheit besteht ja eben darin: daß durch die Heterogenität und krankhafte Spannung der *Plexus solaris* von seiner Stelle entfernt, von seiner Stuffe erhoben, auf eine höhere gestellt ist, dadurch seiner Natur, seinem Wesen entfremdet, über eine höhere, ihm fremde Sphäre seine Wirksamkeit zu verbreiten strebt. Bei dieser Veränderung im inneren Leben des Organs, bei dieser Umkehrung der Pole im Nervensysteme, folgt ja nothwendig, daß, bei dieser veränderten Stellung, das Organ seinen belebenden Einfluß der ihm zustehenden Sphäre entzieht, ihn hinwendet auf eine höhere, indem sein Leben einem höheren Zuge folgt, und einen Trieb, ein Streben entwickelt, das jenseits seiner Sphäre liegt. Daher bewegt die Krankheit sich mehr im höheren, geistigen Organismus; über der leiblichen Sphäre ist die Natur in ihrer Ueberspannung erhaben, auf das Materielle des Lebens geht die entfesselte, rohe Naturkraft nicht, nur auf das Geistige, auf die Sinne, auf die immateriellen Bewegungen. Denn wo ein Organ seiner Stuffe entrückt, erhoben ist in eine höhere Sphäre, da wird es auch nicht mehr in und für diese wirken, sondern ihren Trieb und ihre Anlage in einer höheren zu sättigen suchen; wo der Plexus solaris zur Dignität des Gehirns gesteigert ist, da wird er auch, zwar in unvollkommner, krankhafter Form, in wilder, verkehrter Richtung dessen Functionen verrichten, und seinem Character in getrübten und verzerrten Gestalten nachahmen.

Den zuverlässigsten Maaßstab für die Richtigkeit der Theorie und für die Einsicht in das Wesen einer Krankheit und in die Wurzeln ihrer Genesis giebt die Uebereinstimmung der Symptome mit der Natur des Organs und mit seinen Verhältnissen zu dem übrigen Organismus, seinen Systemen und Gebilden. Die wesentlichen Zufälle des delirium tremens, der gemeinschaftliche Character in seinen Erscheinungen, sind leicht zu deuten aus dessen angegebener Natur, aus seinem Organ; alle betreffen das Nervensystem, alle beziehen sich auf immaterielle, krankhafte Veränderungen in einem wichtigen Nervengebilde, alle in ihrem gemeinsamen Character sprechen es laut und deutlich aus: das delirium tremens ist eine reine, idiopathische Nervenkrankheit. Aber eben so gewiß deuten alle Zufälle und ihr gemeinschaftlicher Character darauf hin: daß der ursprüngliche Heerd und die Wurzel nicht in dem Gehirn und seinen Nervenverzweigungen zu suchen sey, sondern in einem andern Nervengebilde, was in der Nervendignität den Gegenpol gegen das Gehirn bildet. Vor Allem bestätigt dieß der Character der Zufälle, denn alle zeigen darauf hin: daß das Gehirn in seiner freien Thätigkeit beherrscht ist und getrübt von einer rohern, niedern Macht, daß es zurückgeführt ist von seiner höhern Stuffe auf eine untere der Nervenentwickelung, daß es gezwungen ist, diesem rohen Triebe einer elementarischen, irdischen Naturgewalt zu gehorchen, und sein freies, auf unendliche Entfaltung des geistigen Wesens gehendes Streben dem herrschenden Gesetze der organischen Nothwendigkeit zu opfern. Daher das Unfreie, das Wilde, das Ungestüme, das Regellose in den Lebenserscheinungen, daher die unbändigen, unfreien, haltungslosen Züge in dem Bilde der Krankheit; alles Zeichen von einer aus dem organischen Bande des Lebens, aus seinem Gesetze entfesselten, wilden, elementarischen Kraft, die in formlosen und rohen Verzerrungen sich darstellen muß, weil sie einem höhern, ihrer Natur widerstrebenden Streben folgt, das für sie unerreichbar ist, und welches sie in ihrer Basis nimmer sättigen, mit ihrem realen Seyn nimmer ausgleichen kann. Was vor Allem im äußern Bilde die ursprünglich reinen Gehirnkrankheiten von dem fraglichen Krankheitszustande unterscheidet, das ist: die größere Regelmäßigkeit, Stetigkeit in den Zufällen, der feste, regelmäßige Typus ihrer Entwickelung; da bei der in Rede stehenden gerade das Unregelmäßige, das Flüchtige, Unbeständige, Hastige, das Ungestüme und Wilde, das Characteristische und Eigenthümliche in den Zufällen ist. Eben so wesentlich sind die ursprünglichen, idiopathischen Hirnkrankheiten von dieser unterschieden durch die Art und das Element ihrer Entstehung; das, was das delirium tremens begründet, kann nimmer eine idiopathische Gehirnkrankheit erzeugen; diese hat die veranlassenden Momente ihrer Genesis in höhern, mehr geistigen, freiern Elementen; sie hat eine bestimmte eigenthümliche Basis in einer eigenen Constitution des Individuums, in einer angebornen und wesentlichen Ueberspannung des Hirnlebens und des höhern Nervensystems, in der zarten, sensiblen, reizbaren Nerven-Constitution. Das delirium tremens hat dagegen niemals und in keinem Falle die Wurzel seiner Anlage in den Elementen und Ueberspannungen des geistigen Organismus, es entwickelt sich *nimmer aus dem innern Leben, aus einer eigenthümlichen Constitution*, sondern *immer ist es begründet in einer erworbenen Anlage, in der Einwirkung einer rohen, rein äußern Naturgewalt, in einem das Nervenleben vergiftenden Einflusse.* Unmittelbar kann dieser auf das Gehirn nicht wirken, denn dieses steht unter den Einflüssen einer höhern Welt und ist auf die geistigen, psychischen Elemente gerichtet. Auch ist beim delirium tremens das Gehirn nicht erkrankt, nicht ergriffen in seinem innern Leben und Wesen, auch nicht per consensum, sondern es ist nur unterdrückt, gehemmt, verwirrt, gebunden in der freien Entfaltung seiner geistigen Thätigkeit durch das

Ueberwiegen und die Herrschaft einer ihm sonst untergeordneten, niedern, elementarischen Nervenkraft.

Das delirium tremens entsteht niemals aus einem innern, organischen Krankheitselemente; seine Anlage ist nicht begründet in einer bestimmten, innern Constitution, nicht in den Elementen der organischen Metamorphose und Entwickelung, nicht in den Veränderungen des kosmischen, epidemischen Lebens, nicht in gewissen endemischen Verhältnissen; alles dieses so wenig, als ein Contagium, als eine von innen, aus den organischen Elementen herstammende Metamorphose, kann das delirium tremens hervorrufen und dasselbe als einen morbus sui generis constituiren. Es ist daher schwer, seine Stelle im System der Krankheit zu bestimmen, weil es nicht aus innern, organischen Elementen sich entwickelt, weil seine Anlage nicht in gewissen Gesetzen der organischen Metamorphose gegründet ist. Das Wesen des delirium tremens hat daher nicht die Bedeutung einer aus innern organischen Entwickelungselementen erzeugten Krankheit, sondern es stammt ab von einem anorgischen, äußern Elemente, und hat seine Wurzel nur in diesem: es hat die Bedeutung einer Vergiftung, und stellt in seinem Wesen einen Vergiftungs-Proceß dar, und in seinem Verlaufe das Streben der organischen Reaction gegen das vergiftende Element, dieses zu zersetzen, und die durch ihn erregte Ueberspannung im Nervensysteme kritisch auszugleichen. Die habituelle Trunkenheit, der tägliche, zur Gewohnheit gewordene Mißbrauch des Brandtweins ist allein die giftige Potenz, welche das *delirium tremens* zu erzeugen vermag, und allmählig die krankhafte Anlage im Plexus solaris bildet, die sich später in ihrer Blüthe unter der Form des delirium tremens entwickelt. Ein habituell gewordener Nerven-Erethismus in diesem Organe; eine Zerrüttung und Ueberspannung seines elementarischen Pols, die täglich erneuert und gesteigert wird durch den giftigen Einfluß; ein stets anhaltender Wechsel zwischen Abspannung, Erschlaffung der Nervenkraft in diesem Organ und zwischen excentrischer Ueberspannung und Aufregung derselben, bildet die Anlage zu dem delirium tremens und die Bedingung, unter welcher dasselbe als morbus sui generis in seiner eigenthümlichen Form auftreten kann.

Der genaueste Beobachter dieser Krankheit, dem wir das treffendste Gemälde derselben, so wie ihre Bestimmung als einen morbus sui generis verdanken, der Britte Sutten, hat auch am deutlichsten das Wesen derselben geahnet, wenn gleich nicht in bestimmten Worten ausgesprochen und entwickelt. Seitdem die deutschen Aerzte, auf diese Krankheit aufmerksam gemacht, dieselbe als eigenthümliche Form unterscheiden, hat auch die Sucht, eine Theorie derselben aufzustellen, zu manchen Mißgriffen Gelegenheit gegeben. Die falsche Ansicht von dem Wesen der Krankheit ist für die Praxis von den bösesten Folgen gewesen und hat zu unglücklichen Maaßregeln verführt. Vor Allem gilt dieß von der ganz falschen, verkehrten Idee, die man von dem Wesen derselben zum Theil gefaßt: als habe sie ihren Sitz im Gehirn, und ihr Wesen in einer Entzündung desselben. Diese Ansicht ist von so unmittelbarer und so böser Folge für die Behandlung, daß sie einer strengen Würdigung bedarf.

Das *delirium tremens* ist eine reine, idiopathische Nervenkrankheit, die den Heerd ihrer Entwickelung, die Wurzel ihrer Anlage, die Perioden ihres Verlaufs nicht im Gehirn, sondern im *Plexus solaris*, als dem Centralheerd des Gangliensystems, hat. Daß das Wesen der Krankheit nicht auf Entzündung beruhet, sondern allein auf einer immateriellen Veränderung, Verstimmung des Nervenlebens im Plexus coeliacus, geht aus Folgendem hervor:

1) Es fehlen im Anfange, im Zeitraume des Wachsthums, der Höhe und der Krisis beim *delirium tremens* alle Zeichen und Zufälle, woraus man auf eine Hirnentzündung schließen dürfte; der ganze Verlauf der Krankheit spricht gegen die Annahme einer Encephalitis. Im Zeitraume der Anlage, wie in dem der Höhe, zeigen sich keine Zeichen einer Hirnentzündung: der Kopf ist frei, nicht betäubt, nicht eingenommen, nicht schwer, kein Zeichen von Sopor, von Betäubung; vielmehr das Gegentheil, ein im hohen Grade unruhiges, ängstliches, aufgeregtes Wesen, ein höchst unstetes, hastiges Hin- und Hertreiben, sowohl in den Aeußerungen des geistigen als des leiblichen Organismus; man beobachtet durchaus keine Schmerzen im Kopfe, nicht einmal das Gefühl von Druck oder Schwere. Die Delirien in der fraglichen Krankheit haben immer, man möchte sagen, den thierischen Character, sind von sehr flüchtiger, unsteter Natur, auf das Mannichfaltigste wechselnd und das Tausenderlei durch einander mischend; daher ist der Kranke immerfort in unsteter Unruhe, in anhaltenden, hastigen Bewegungen; bei der Encephalitis sind die Delirien stetiger, fester, von mehr bestimmtem Character und tiefer begründet; in der ausgebilde-

ten Krankheit ist es nicht möglich, den Kranken auch nur auf Augenblicke zur Besinnung, zum freien Bewußtseyn zu bringen, was beim delirium tremens, selbst auf der höchsten Höhe der Krankheit, bei schonendem, vernünftigen Zuspruch und Behandlung immer gelingt, so daß er, wenigstens auf kurze Zeit, zum vollen Bewußtseyn kommt.

2) Beim delirium tremens fehlt das Fieber ganz, es zeigt sich auch nicht die leiseste Spur einer fieberhaften Reaction, nicht einmal ein Zeichen von Aufgeregtheit und Wallungen im Blutgefäßsystem; der Puls ist natürlich, normal, mehr langsam als schnell, zu keiner Zeit eine fieberhafte Beschleunigung, nichts Hartes, Gespanntes, nichts Heftiges darin, sondern er geht ruhig, im ebenmäßigen Rhythmus fort, ohne Beschleunigung, Härte und Fülle; er wechselt und ändert sich auch nicht in den verschiedenen Zeiträumen der Krankheit, oder mit dem Wechsel der Tageszeiten; er bleibt sich immer gleich. Die Temperatur ist normal, weder Hitze noch Frost, außer im Zeitraume der Vorboten, wo zuweilen, aber nicht als wesentliches Zeichen, sondern bloß zufällig oder ein leichter Schauder, eine fliegende, flüchtige Hitze, sich einfindet, aber im Zeitraume der ausgebildeten Krankheit findet man keine Veränderung, keinen abnormen Wechsel der Temperatur; die Zunge ist zwar meist dünn belegt, aber immer feucht, selbst im hohen Grade der Krankheit, da sie immer bei der Encephalitis, selbst in den niedern Graden, trocken erscheint; der Urin ist normal in seiner Beschaffenheit, er zeigt durchaus nichts Fieberhaftes, ist weder feurig roth, noch brennend, noch trübe, milchigt, wolkigt, nur zuweilen seine Ausleerung krampfhaft gehemmt, und schmerzhaft unter Stran-

gurie. Ganz anders verhält es sich mit der Gehirnentzündung; diese ist niemals, in keinem Falle, unter keinen Umständen ohne Fieber, ohne Zeichen von febrilischen Reactionen; oft geht ein heftiges Fieber mit Frost und darauf folgender anhaltender Hitze, der Ausbildung der Encephalitis voraus und begleitet sie durch den ganzen Verlauf, wenn gleich mit deutlichern oder undeutlichern Remissionen und Exacerbationen; wenn gleich in jeder Hirnentzündung der Puls nicht so gleichförmig, in seiner Qualität und Rhythmus nicht so beständig ist, wie bei den ächten synochalen Entzündungen in mehr irritablen Gebilden, so hat er doch immer die entzündungsartige Beschaffenheit, und bei aller seiner Unstetigkeit und seinem Wechsel behauptet er den entzündlichen Character: er ist abnorm, beschleunigt und hart. Dabei ist die Haut trocken, glühend, brennend, die Zunge trocken, aufgerissen, meist braun-schwarz belegt; der Kopf schwer, eingenommen, betäubt; Sopor ist abwechselnd mit Delirien, diese sind verschieden nach dem Grade und den Zeiträumen der Krankheit, aber immer von stetigem, festen Character und mit *Sopor* wechselnd. Beim delirium tremens ist die Physiognomie entstellt, verzerrt auf eine eigenthümliche Art; auch in der Hirnentzündung ist sie sich ungleich, entstellt, aber anders, und sie wechselt in ihrem Aussehen mit den fortschreitenden oder rückschreitenden Zeiträumen der Entzündung. Ueberhaupt giebt es keine Entzündung ohne Fieber; selbst die verborgenen, heimlichen, schleichenden und langsam verlaufenden in ganz untergeordneten, vegetativen Gebilden sind nicht ohne Fieber, nur daß die Zeichen davon hier leiser und undeutlicher entwickelt sind, und weniger den anhaltenden Typus zeigen, sondern mehr den nachlassenden oder ganz aussetzenden. Wo sich in einzelnen Fällen des delirium tremens Congestionen und Wallungen des Bluts auf einzelne Organe einstellen, da sind diese ohne Zusammenhang mit der Krankheit, bloß zufällig und abhängend von besondern Verhältnissen der individuellen Constitution, von einer individuellen, örtlichen Anlage zur plethora; denn das Gefäßsystem leidet in dieser Krankheit nicht, einer fremden Sphäre ist sein Nervenorgan, daher sein Leben einer heterogenen Function, dienstbar geworden. Die Beschleunigung und das fieberhafte Aufgeregtseyn des Pulses, was man im delirium tremens beobachtet haben will, beruhet auf Täuschung, oder auf einer habituellen, der individuellen Constitution natürlichen Schnelligkeit des Pulses.

3) Das *delirium tremens* entsteht nicht so plötzlich und oft so stürmisch, wie die Hirnentzündung; es bildet sich nur im langsamen, successiven Gange aus, seine Zeiträume sind von unbestimmter Dauer, im Allgemeinen von längerer als die der Hirnentzündung; vorzüglich unterscheidend ist das Stadium der Anlage zum delirium tremens durch seine ganz eigenthümlichen Zeichen, durch den besondern habitus des Kranken, durch das unruhige, hastige, zerstreuete Wesen, die besondere Verstimmung, Verletzung des Gemeingefühls, das schwache Gefühl, den unruhigen, von schweren Träumen unterbrochenen Schlaf, die allgemeine Unruhe, angstvolle Vorstellungen, flüchtige Verwirrungen des Gedächtnisses, des Verstandes, Täuschungen der Sinne rc.; die oft lange Dauer dieses Zeitraumes der Anlage, die oft mehrere Wochen hindurch anhält, da

dieses Stadium bei der Encephalitis nur sehr flüchtig ist, oft nur auf einige Stunden beschränkt, und in seinen Zeichen hier sich mehr und zunächst auf das Gehirn bezieht: dumpfer Kopfschmerz, Betäubung, Eingenommenheit, Schwere desselben rc.

4) Das Zittern und Fliegen der Glieder, das Hastige, Unwillkührliche, Zitternde und Convulsivische in den Bewegungen, in den Vorstellungen und allen Verrichtungen, ist beim delirium tremens eine beständige Erscheinung, ein immer gegenwärtiges und eigenthümliches Zeichen; es ist ausgebildet vom Anfang der Krankheit an durch alle Zeiträume hindurch bis auf ihre Höhe, und verschwindet erst nach der Krisis. Bei der Encephalitis als solcher fehlt dieser Zufall, wenigstens immer in den ersten Zeiträumen der Krankheit, meist auch auf ihrer Höhe; und wo es sich einstellt, da gilt es immer als Zeichen der bösen und tödtlichen Natur der Krankheit, von dem Ausgange der Entzündung in organische Metamorphosen der Hirnmaterie, in Ausschwitzungen und Brand. Beim delirium tremens ist dieser habitus tremulentus ein gefahrloses Zeichen, dagegen von höchst böser Bedeutung und unbedingt den tödtlichen Ausgang verkündend in der Encephalitis.

5) Das Irrereden, die Phantasien beim *delirium tremens* sind mehr von der niedern, thierischen Natur, mehr hingerichtet auf irdische Verhältnisse, auf die nächsten Umgebungen des Kranken, sein Geschäft rc.; sie beziehen sich mehr auf Täuschungen der Sinne und der Vorstellungen der niedern Geistesvermögen, des Gedächtnisses, des Verstandes, sind mehr träumender Art; an-

ders in der Encephalitis; hier sind sie von einem höhern Character, bewegen sich in dem Gebiete der Ideen, in Verwirrung, Verkehrtheit derselben, und beziehen sich mehr auf die höheren, edleren Vermögen des geistigen Organismus: auf die Vernunft, auf die Einbildungskraft, ja sie erreichen die höchsten Stuffen der geistigen Facultäten: das Gebiet des Glaubens, des Schauens — daher sind diese Delirien hier so oft von der dunklen, geheimnißvollen, mystischen, gleichsam verklärten Natur.

6) Die Krisis und die Ausgänge beider Krankheiten sind wesentlich verschieden; die Encephalitis hat, wie jede Entzündung, die Krisis sowohl, wie ihre bösen Ausgänge, in materiellen, sichtbaren, organischen Veränderungen und Metamorphosen; jede Hirnentzündung entscheidet sich auf materielle Weise, in Veränderungen der Se- und Excretionen, sowohl der Qualität als der Quantität nach, durch den Urin, durch Schweiß, durch Blutflüsse, vorzüglich Nasenbluten; die Krisis im delirium tremens ist, wie in jeder reinen, idiopathischen Nervenkrankheit, von mehr immaterieller, geistiger, ätherischer Natur, sie bezieht sich mehr auf die geistigen Vermögen, als auf die physischen, mehr auf die Stuffe des gemischten Organismus, oder derjenigen Lebenssphäre, die in der Mitte steht zwischen dem physischen und dem geistigen Leben. Die kritische Entscheidung hat ihren Ausdruck und ihr Zeichen hier nicht in materiellen Metamorphosen der organischen Säfte und Stoffe; die Krisis besteht allein in der Vernichtung des herrschenden Haupt- und Grundsymptoms: der Schlaflosigkeit, daher in einem festen, tiefen, ruhigen,

erquickenden und anhaltenden Schlafe, als dem zuverlässigsten und eigenthümlichen Ausgleichungsmittel der heterogenen Spannung zwischen dem Ganglien- und Gehirn-Nervensystem, als einer Zurück- und Ableitung des erstern aus der seinem Wesen heterogenen höhern Sphäre in die ihm zustehende niedere, in die Mittelstuffe zwischen dem organischen und geistigen Leben, in das Element der Ruhe und organischen Gesetzmäßigkeit — in die Welt des Schlafs und der Träume. Wo die Encephalitis den bösen und tödtlichen Ausgang nimmt, da geschieht es durch Desorganisirung, durch organische Metamorphosen der Hirn- und Nervenmaterie, durch Ausschwitzung von plastischer, elementarischer, roher Lymphe, durch Gangräne, mit einem Wort, durch zurückbildende Verwandlung der thierigen Hirnsubstanz in die elementarische Natur. Solche materielle Metamorphosen der Hirn- und Nervenmaterie beobachtet man nicht als Ausgänge des delirium tremens; es tödtet nur auf immaterielle Weise, nicht durch desorganisirende, materielle Metamorphosen, sondern immateriell durch Lähmung des Nervenlebens, ohne Verletzung der Substanz in nervösen Gebilden.

7) Die Bedeutung beider Krankheiten in Rücksicht auf die Prognosis ist sehr und wesentlich verschieden: die Encephalitis gehört ihrer Natur und der Stuffe ihres Organs nach zu den gefahrvollsten Krankheiten und tödtet oft rasch im stürmischen Verlauf; das delirium tremens ist bei richtiger und zeitiger Behandlung in der Regel gefahrlos, wie überhaupt jede reine, idiopathische Nervenkrankheit nicht so gefahrvoll für das Leben ist, als diejenige, welche die Entzündung und

das Streben zu organischen Metamorphosen zu ihrem Grunde und zu ihrem Wesen hat.

8) Der Heilgrundsatz und die Heilmethode sind in beiden Krankheiten wesentlich verschieden; die Encephalitis fordert die kühlende Antiphlogosis, das delirium tremens das Gesetz der Besänftigung, Beruhigung des aufgeregten, überspannten, ungestümen und wilden Nervenlebens, das Mittel der Ausgleichung zwischen dem Hirn- und Gangliensystem. Der apparatus antiphlogisticus, die Blutausleerungen ꝛc., sind immer, in jedem Falle und unter allen Umständen, von bösen Folgen in dem delirium tremens, oft von tödtlichen, wenn nicht ein rüstiges Leben die Mißgriffe der Kunst zu überwinden vermag!

Dem reinen, ursprünglichen, idiopathischen Nervenfieber, der febris nervosa vera, idiopathica, ist das delirium tremens dem Wesen nach gleich, indem beide Krankheitsformen reine und ursprüngliche Nervenkrankheiten, idiopathische Alienationen des Nervenlebens sind; aber verschieden sind sie nach dem Heerde ihrer Genesis, nach ihrem Wurzelorgan. Es ist hier aber nicht von dem sogenannten Nervenfieber die Rede, von dem status nervosus, der sich als Folge, Wirkung und Zeichen von einer Entzündung im Gehirn und nervösen Gebilden entwickelt, sondern von dem reinen Nervenfieber, das nicht in dem Wesen der Entzündung die Wurzel seiner Genesis hat, sondern das unmittelbar herkommt aus dem sensiblen, nervösen Elemente, aus dem Nervenäther, nicht aus einem fremden, heterogenen Elemente, sondern aus der krankhaften Alienation, aus einer excentrischen Ueberspannung des Nervenlebens in sich selbst, mit verschlagender Richtung nach seinem elementarischen, ätherischen Pol, und aus einer von daher begründeten heterogenen Spannung mit dem Basischen. Das Wesen dieses reinen Nervenfiebers besteht in einem sensiblen Erethismus des Gehirns, wenn der beim delirium tremens den Heerd seiner Genesis im Plexus coeliacus hat. Im Gehirn ist das Nervenleben in dem Nervenfieber in eine krankhafte Ueberspannung gesetzt, in einen aufgeregten, ausschweifenden Zustand, der heterogen ist dem Maaße und der leiblichen Natur, dem basischen Pol des Nervensystems; es ist eine Ausschweifung des sensiblen, ätherischen Princips, ohne materielle Metamorphosen in nervösen Gebilden; das Immaterielle und Geistige hat das Streben, sich zu befreien von den Banden des Leibes, von dem irdischen Elemente; daher tragen hier alle Erscheinungen, alle Lebensbewegungen und Triebe den geistigen, exaltirten Character, und beziehen sich vorzüglich auf das geistige Leben. Die Bildungsmomente dieser reinen nervosa sind mehr geistigen Ursprungs; das Nervenfieber entwickelt sich nicht aus irdischen Elementen, sondern aus rein geistigen, nicht aus dem contagiösen, epidemischen, klimatischen Elemente der Krankheits-Genesis, sondern unmittelbar und allein aus dem rein Geistigen, aus dem innern Leben des Nervensystems. Daher setzt es immer zur Bedingung voraus: eine eigenthümliche, innere Anlage, eine constitutionelle und habituelle Stimmung zur Ueberspannung im Gehirn, zur Exaltation des Nervenlebens in der Richtung seines geistigen, rein sensiblen Pols; es ist die nervenreizbare, überspannte, exaltirte Constitution, bei feiner und zarter Entwickelung des basischen Organismus. Alle Zufälle der nervosa deuten nicht auf das irdische, leibliche Wesen, sondern auf das höhere, geistige und auf die Sinne: aber die Alienationen haben nicht den Character der Verwirrung, der Täuschungen der Sinne und der Vorstellungen, sondern mehr die Bedeutung einer Exaltation, einer excentrischen Ueberspannung derselben. So sind die Zufälle verschieden in der nervosa und im delirium tremens; jene hat mehr den fieberhaften Verlauf, fieberhafte Reactionen fehlen hier nicht, oft von einem regelmäßigen Typus, meist von dem nachlassenden, mit dem Wechsel zwischen Remission und Exacerbation, Veränderungen der Temperatur, meist anhaltende, brennende Hitze, beschleunigte Pulse; die nervosa entsteht in der Regel plötzlich, ohne Vorboten, hat nicht die bestimmte, ganz eigenthümliche Veranlassung ꝛc. Die febris nervosa lenta kann hier nicht zur Sprache kommen, denn sie ist keine reine Nervenkrankheit, sondern hat ihr Wesen in einer Entzündung der weichen Spinnwebenhaut im Gehirn und Nervensystem; sie ist eine Arachnoideitis.

Fünftes Kapitel.

Von der Vorhersagung im delirium tremens.

Den ersten Maaßstab der Prognosis, die Hauptnorm zur Beurtheilung und Vorausverkündigung des zu vermuthenden Ausgangs einer Krankheit giebt die Einsicht in das Wesen derselben, in der Natur ihres Elements und in der eigenthümlichen Richtung desselben. Der edlere oder mehr irdische Character des Gebildes, die höhere oder niedere Stuffe der Entwickelung des Organs, worin zunächst das Wesen sich entwickelt, und woraus die krankhafte Metamorphose ihren Verlauf beginnt, geben die nähere Bestimmung. Der einzelne Zufall an sich, in seiner abgeschlossenen Besonderheit, ist ohne Bedeutung; bedeutsam wird er nur in der Beziehung auf die Elemente seiner Genesis, und auf seinen inneren Grund. Aber immer ist das Wesen der Krankheit für die Prognosis der erste und wichtigste Moment. Die Bedeutung eines und desselben Zufalls ist eine ganz andere zu den verschiedenen Zeiten in dem Verlaufe der Krankheit, und sehr verschieden nach dem Wesen und inneren Elemente seiner Entwickelung. Die Krämpfe und Convulsionen, der Status tremulentus und involuntarius, das unsichere, zitternde, schwankende, unruhige, angstvolle Wesen, die ungestüme, unsichre, unstete Hast und zitternde Beweglichkeit in den Lebensäußerungen, sind von ganz anderer Bedeutung, wenn eine Entzündung im Gehirn oder nervösen Gebilden ihnen als inneres Wesen zum Grunde liegt, als in dem

Fälle, wo sie Zeichen einer reinen, idiopathischen Nervenkrankheit sind; denn es macht einen wesentlichen und bedeutungsvollen Unterschied: ob diese Zufälle sich bilden aus organischen, materiellen Metamorphosen und Zerrüttungen des Hirn- und Nervensystems, durch ein heterogenes Krankheitswesen, durch ein fremdes Element, oder ob sie begründet sind: in einer heterogenen Exaltation, in einer Ueberspannung des Nervenlebens in sich selbst, in seinem Innern, in einer krankhaften Heterogenität seiner Pole. Denn die Herrschaft eines Fremden, Heterogenen wirkt zerrüttend, das Wesen zerstörend, das Basische auflösend, in seine Elemente zersetzend; das durch die Exaltation, durch seine Ueberspannung in sich heterogen gewordene, aber dem Wesen nach Homogene, Identische, wirkt nicht zerrüttend und zerstörend in wilden Trieben, aber wohl sich überspannend, sein Maaß und seine Stuffe überschreitend, daher in seiner ungestümen Wildheit, in seiner hastigen Beweglichkeit sich erschöpfend und lähmend.

Der Status nervosus, der aus reiner, dynamischer Ueberspannung des Nervenlebens entsteht, und nicht aus den Zerrüttungen nervöser Gebilde durch ein fremdes Element, aus organischen Metamorphosen der Nervenmaterie, als Folge der Entzündung, ist, seinem Wesen nach, nicht von böser Bedeutung. Das überspannte und ausschweifende Nervenleben erschöpft sich bald in seiner ungestümen Beweglichkeit, mit dieser Erschöpfung tritt Ruhe und Besänftigung ein, und so endlich Ausgleichung der entzweieten und aus ihrer Form ausschweifenden Pole. Nur zufällig, in einzelnen Fällen, bei verkehrter Behandlung, bei ungünstigen äußeren Verhältnissen, bei einer angegriffenen, zerrütteten Organisation, geht diese Erschöpfung in wirkliche Lähmung über, aber ohne alle materielle Zerrüttungen. So nehmen die idiopathischen Nervenkrankheiten den bösen Ausgang durch Lähmung, durch eine Tödtung und Lähmung der Organisation auf immaterielle Weise, durch den Nervenschlag, ausgehend entweder vom Gehirn, nach vorausgegangenem nervösen Erethismus desselben, oder vom plexus coeliacus, als dem Heerde des organischen oder Ganglien-Nervensystems, in der Form des Catharrus suffocativus. Aber dieser böse Ausgang der reinen Nervenkrankheiten ist selten, mehr zufällig als wesentlich; in der Regel erfolgt die versöhnende, beruhigende Ausgleichung. Wir beobachten idiopathische Nervenkrankheiten in der höchsten, vollendetsten Form, in den furchtbarsten Anfällen, in den schrecklichsten Zufällen, Krämpfe und Convulsionen aller Art, selbst in den edelsten Organen, Starrkrämpfe in allen Formen, und Zuckungen in allen Theilen, kurz, wir sehen das Nervensystem in dem schrecklichsten Sturme, in der heftigsten Anstrengung — und unerwartet sehen wir den Sturm beschwichtigt, die entzweieten Pole ausgeglichen, und bald darauf die Ruhe der Gesundheit zurückgekehrt. Man würdige nur die für die Prognosis so wesentliche Verschiedenheit zwischen dem Tetanus, Trismus, der aus reiner, innerer Alienation des Nervenlebens entsteht, als Zufall und Zeichen einer habituellen, idiopathischen Nervenkrankheit, oder dem, der sich als Folge einer Entzündung in wichtigen Nervengebilden des Rückenmarks entwickelt; wo dieser bald den tödtlichen Ausgang nimmt, da geht jener leicht und ohne böse Folgen in die Gesundheit zurück.

Aus dieser Ansicht ist auch in prognostischer Rücksicht

das delirium tremens zu deuten; es ist, seinem Wesen nach, eine reine, idiopathische Nervenkrankheit, und als solche in der Regel gefahrlos, und meist ohne hohe Bedeutung. Bei richtiger und zeitiger Behandlung gelingt es in den meisten Fällen um so leichter, die glückliche Entscheidung zu bewirken, ein je zuverlässigeres Mittel die Praxis kennt, den wilden, ungestümen Sturm, das so hastig und heftig aufgeregte Nervensystem in seiner convulsivischen Beweglichkeit und überspannten Aeußerungen zu beschwichtigen, zu beruhigen. Die entzweieten, in Heterogenität zerfallenen Nervenpole in dem Organ und in den beiden Sphären des Nervensystems gleichen sich zur Ruhe aus, und verschmelzen sich wieder durch den kritischen, besänftigenden Schlaf in die organische Harmonie. Wer das Opium zur rechten Zeit und in der gehörigen, dreisten und steigenden Gabe anzuwenden versteht, der darf in der Regel das delirium tremens nicht fürchten. Dieser Ausspruch von der, dem Wesen nach, nicht bösen Natur der Krankheit wird Widerspruch finden; denn die Erfahrung zeigt Fälle genug, wo die Krankheit einen bösen und tödtlichen Ausgang nahm, und man findet Beobachtungen davon in den Lehrbüchern der Praxis aufgezeichnet. Aber dieser böse Ausgang ist nicht gegründet in dem an sich bösen Wesen der Krankheit, sondern vielmehr in der falschen und verkehrten Ansicht desselben. Die unglückselige Idee, als sey die Krankheit eine Hirnentzündung, und fordre den entzündungswidrigen Heilapparat, hat das Meiste gewirkt, um das delirium tremens in den unverschuldeten Ruf einer gefahrvollen und leicht tödtlichen Krankheit zu bringen. Auch der Vfr. erinnert sich aus den frühern Jahren seiner Praxis an einzelne Fälle, wo er, noch nicht vertraut mit dem Wesen der Krankheit, den tödtlichen Ausgang beobachtete, wo er die Krankheit, wenn auch nicht als eine Gehirnentzündung, doch als ein Nervenfieber behandelte, und den Gebrauch des rechten und wahren Mittels entweder ganz versäumte, oder doch nicht in der gehörigen und steigenden Gabe anzuwenden verstand. Aber nie hat er sich verführen lassen zu einem strengen Apparatus antiphlogisticus; denn daß hier das Wesen nicht auf Entzündung beruhete, war ihm einleuchtend. In der neuern Zeit, da er mit der Heilmethode aus eigner Erfahrung und practischer Uebung vertrauet geworden, ist er immer in dieser Krankheit glücklich gewesen, und wo er den bösen Ausgang beobachtete, da wurde seine Hülfe zu spät in Anspruch genommen, meist nur wenige Stunden vor der tödtlichen Catastrophe. Die Gefahr beim delirium tremens ist daher keine absolute, unbedingte, in der Natur der Krankheit begründete, sondern nur eine relative, zufällige, von äußeren Umständen abhängige. Aber eben so gewiß ist es wiederum auf der andern Seite, daß doch in einzelnen Fällen die Krankheit eine böse Wendung nimmt, wenn gleich in der Behandlung kein Fehlgriff geschehen ist. Dieß liegt in eigenthümlichen, zufälligen, individuellen Verhältnissen, nicht in dem Wesen der Krankheit, und hängt mehr von äußeren Bedingungen ab. Bei alten, ab- und ausgelebten Säufern, wo das Laster der Trinksucht mit täglicher, habitueller Trunkenheit oft Jahre lang fortgedauert hat, wo das Nervensystem im hohen Grade angegriffen, wo die Organisation zerrüttet ist, wo der habitus tremulentus schon bleibend geworden, so wie die Schwäche und Verwirrung des geistigen Organismus, wo, im Zustande einer relativen Gesundheit, eine geistige Abstumpfung, Stumpfsinn, Blödsichtigkeit und Schwäche des Gedächtnisses mit Gleichgültigkeit sich zeigt; bei stumpfer Unlust und Trägheit in den Geschäften, Mißmuth, Verstimmung des Gemeingefühls, wo schon die Verrichtungen des niederen, vegetativen Lebens abgestumpft und zerrüttet erscheinen, wo die ernährende Kraft, die Verdauung und Reproduction erschöpft darnieder liegen, wo der habitus sich cachectisch zeigt, vertrocknet, abgezehrt, aufgedunsen, ödematös, die Gesichtsfarbe gelblicht, aschgrau, cachectisch, erdfarben ꝛc. — wo unter diesen Umständen die Krankheit zum delirium tremens sich steigert, als dem letzten Versuch der Natur, durch kräftige Reactionen die zerrüttete Organisation zu retten und das schon zur Lähmung übergehende Nervenleben noch ein Mal zu beleben, da ist die Krankheit von hoher Gefahr, und geht oft schnell in die tödtliche Lähmung, in den Nervenschlag über, oder wendet sich, nach noch ein Mal überstandenem Anfall des delirium tremens, in eine tödtliche Wassersucht um, begründet in Zerrüttungen und Entartungen wichtiger Organe des vegetativen Organismus, der Leber, der Milz, des Pancreas. Bei dieser zerrütteten und abgelebten Constitution kommt die Krankheit auch ohne Delirien, ohne Verwirrungen und Täuschungen der Sinne und Vorstellungen vor, und erscheint bloß unter der Form eines anhaltenden, heftigen, immerwährenden Zitterns und Fliegens der Glieder und des ganzen Körpers, unter Starrkrämpfen und Convulsionen, mit der bösartigen, so ganz eigenthümlich dummen, blödsinnig verzerrten Physiognomie, mit dem dummen, stumpfen, abgelebten Auge, mit dem stieren Blicke, als dem Zeichen der geistigen Stumpfheit und der sich entwickelnden Lähmung; zuletzt stellt sich dumme, blödsinnige Verwirrung ein, mit stillem, stumpfen, blöden Irrereden, und gewöhnlich, nach einem heftigen Anfalle von tetanischen Krämpfen, beschließt ein Catharrus suffocativus die traurige Szene.

In der Regel ist ein wiederholter Anfall, ein zweiter, dritter, vierter des delirium tremens böser und gefahrvoller, als der erste. Jedoch ist diese Regel nicht ohne Ausnahme; der Vfr. hat in zwei Fällen gerade das Umgekehrte beobachtet: in beiden war der erste Anfall der heftigste und dauerte am längsten; die Krankheit stand im Zeitraume ihrer Höhe, in dem einen Falle 5, im andern 9 Tage hindurch, bis der kritische Schlaf eintrat; in dem zweiten Anfalle, der ein halbes Jahr nach dem ersten Statt hatte, dauerte der Zeitraum der Höhe nur ohngefähr 48 Stunden, bei dem andern nur 36. Auch waren bei den beiden Recidiven die Symptome nicht so heftig, als in dem ersten; die Kranken hatten in den letztern Paroxysmen viel längere heitere Zwischenräume, und das Bewußtseyn war nicht in einem so hohen Grade getrübt, als in dem ersten Anfalle, und durch freundliches Zureden kehrte leichter die Besinnlichkeit zurück und die Ueberzeugung bei den Kranken von der Wirklichkeit ihrer Sinnestäuschungen, von der Wesenlosigkeit und Nichtigkeit ihrer Vorstellungen. Doch kann auch diese größere Gelindigkeit und kürzere Dauer der Rückfälle einen mehr zufälligen Grund haben, da bei den Recidiven die Hülfe der Kunst früher und zeitiger in Anspruch genommen wurde, als bei dem ersten Paroxysmus. Denn je früher die Behandlung eintritt, wo schon im ersten oder zweiten Zeitraume solche Maaßregeln genommen und solche Mittel verordnet werden, welche das Wesen der Krankheit fordert, da wird der Anfall auch sicherer und schneller vorübergehen, und die Dauer des Zeitraums der Höhe auf eine kürzere Zeit beschränkt werden. Wo bis zum dritten Zeitraume die Behandlung versäumt ist, da wird dieser auch von längerer Dauer seyn, und die eigenthümlichen Zufälle stärker und in einem höhern Grade, in einer mehr anhaltenden Form entwickeln.

Bedeutsam für die Prognosis im delirium tremens ist auch vor allem die Rücksicht: daß der in dem Paroxysmus so heftig aufgeregte, so wilde und ungestüme Sturm des Nervenlebens nicht zweck- und gesetzlos ist, sondern in sich das innere Streben hat und den organischen Zweck, eine, durch eine sündhafte Gewohnheit habituell gewordene, heterogene Spannung, eine eingewurzelte Zerrüttung zwischen den Sphären des Nervensystems und den Polen des Nervenlebens selbst auszugleichen, und das organische Gleichgewicht, die aus ihren Schranken getretene Harmonie, wiederherzustellen. Daher haben die Paroxysmen des delirium tremens die kritische Bedeutung, eine heilende, die Gesundheit zu verbessern strebende Richtung. Das ganze Daseyn der habituellen Säufer ist ein gezwungener, ein krankhafter Zustand. Das Wesen der Trinksucht, der habituell gewordenen Trunkenheit besteht in einer langsamen Vergiftung, in einer progressiv fortgehenden Zerrüttung, heterogener An- und Abspannung des Nervenlebens auf immaterielle Weise, nicht durch materielle Metamorphosen der Nervensubstanz; der Zustand besteht in einem habituellen Wechsel zwischen dumpfer, blinder Abspannung und aufgeregter Ueberspannung. Dieser krankhafte Zustand hat seine Höhe und seinen Wendepunct im Paroxysmus des *delirium tremens* — wo durch heftige Anstrengungen und ungestüme Reactionen des Nervensystems der krankhaften Stimmung eine andere Wendung gegeben wird. Auf dem Wendepuncte eines krankhaften Zustandes, zur Zeit der höchsten äußeren Entwickelung seiner inneren Anlage, ist auch die Zeit der Krisis; das Wesen dieser abnormen Anlage gleicht sich in ihrer Entwickelung durch dieselbe aus; durch den kritischen Schlaf wird Ruhe, Harmonie und Maaß zurückgebracht in das in sich zerfallene und entzweiete Nervensystem, und somit das Wesen, die vergiftende Richtung des Zustandes, der Wechsel und das Schwanken zwischen Abspannung und Ueberspannung ausgeglichen und aufgehoben durch das immaterielle Element der besänftigenden, den Sturm aufhebenden Ruhe. Diese kritische Bedeutung des delirium tremens lehrt die Beobachtung kennen: Man sieht habituelle Säufer, die Jahre lang der Trinksucht gefröhnt, deren Constitution schon in physischer, wie in geistiger Rücksicht zerrüttet und vergiftet ist, nach einem Anfalle des delirium tremens völlig genesen, ihr ganzes Leben nimmt eine verbesserte Wendung, ihre physischen und geistigen Kräfte kehren verstärkt uud in belebter Frische zurück, mit einem Worte, sie gehen als ganz veränderte, gleichsam neugeborne Menschen aus diesem kritischen Sturme hervor. Oefters noch würde man diesen Erfolg beobachten, wenn leider! nicht so häufig die böse Gewohnheit, bald plötzlich, bald allmählig zurückkehrte, aber immer und in jedem Falle tritt nach überstandenem Paroxysmus das delirium tremens bald auf längere, bald auf kürzere Zeit, eine Besserung des Gesammtzustandes ein, der sich nicht allein auf die physische Gesundheit erstreckt, sondern auch auf die geistige, auf eine Veränderung der Gemüthsstimmung, der Sitten, der ganzen Lebensweise des Kranken; der vorher immer verstimmte, düstere, getrübte Sinn wird wieder heiter und froh; der sonst Träge und Arbeitsscheue geht jetzt mit thätiger Liebe und Lust an sein Tagewerk; der sonst Gleichgültige und Abgestumpfte tritt wieder mit Theilnahme in die Verhältnisse des Lebens zurück.

In dieser Rücksicht hat das delirium tremens die Bedeutung eines heilsamen, kritischen Strebens der organischen Natur, und zunächst die Nervenkraft einen durch eine sündhafte Gewohnheit habituell gewordenen krankhaften und höchst traurigen Zustand zu beseitigen und die in krankhafte Richtung sich bewegende und dadurch zerrüttete Organisation in die der Gesundheit umzuwenden. Daher darf man bei habituellen Säufern, wo die innerste Organisation zerrüttet, wo die heterogene Spannung im Nervensystem bleibend geworden, die Constitution abgestumpft und abgelebt ist, den Ausbruch des delirium tremens nicht fürchten, ja man muß sich freuen: daß die innere krankhafte Anlage in diese Entwickelung tritt, durch sie sich auszugleichen strebt und diesen Wendepunct gewinnt. Denn dieß ist oft und fast immer das einzigste, das zuverlässigste Heilmittel gegen den unglückseligen Zustand der zur Gewohnheit, ja noch mehr, der zum Lebensbedürfniß gewordenen Trunkenheit, der sicherste Weg, das abgestumpfte Leben von neuem zu beleben, das abgelebte und zerrüttete Nervensystem zu erfrischen, zu verjüngen. Denn aus dem Sturm der Zufälle, aus den heftigen Anstrengungen und ungestümen Bewegungen des Lebens geht die Gesetzmäßigkeit und Ordnung hervor, und das in sich entzweiete kehrt in das harmonische Gleichgewicht, von neuem belebt und verjüngt, zurück. So wird oft die böseste und gefahrvollste Krankheit ein sicheres Heil- und Verbesserungsmittel für ein zerrüttetes Leben, ein Weg der Verjüngung und Wiedergeburt für eine in krankhafte Anlage sich entfremdete und zerfallene Organisation.

In den spätern Lebensperioden, bei schon vorgerücktem Alter, ist das delirium tremens gefahrvoller, als in der jugendlichen Lebenszeit. Vor allem ist der Zustand der Brustorgane zu berücksichtigen. Bei habituellen Säufern findet man oft, vorzüglich bei vorgerücktem Alter, eine krankhafte Anlage zu Verschleimungen, zur Absonderung und Anhäufung eines dicken, zähen, polypenartigen, häutigen Schleims, vorzüglich in den Respirations-Organen. Am meisten quält dieser Schleim des Morgens, erregt Würgen, Erbrechen, starken Husten. Diese krankhafte Schleim-Secretion führt endlich asthmatische Zufälle, Engbrüstigkeit herbei, die oft in heftigen Erstickungsanfällen sich zu erkennen giebt. Dieser Zustand giebt, besonders wenn er verbunden ist mit einer trägen, ödematösen Constitution, mit einem aufgedunsenen, schwammigten Habitus, im delirium tremens ein böses Zeichen, vorzüglich dann, wenn der Anfall durch anhaltende und heftige Brustkrämpfe und Erstickungszufälle sich auszeichnet, wo dann leicht eine längere Lungenlähmung, ein Catharrus suffocativus, als tödtliche Folge der heftigen, ungestümen Nervenanstrengungen, entsteht, oder wenn auch der Anfall des delirium tremens überstanden wird, so folgt leicht aus dieser schon zerrütteten Organisation, aus dieser cachectischen Anlage in den Säften und im vegetativen System eine ödematöse, lymphatische Cachexie, die früher oder später in Wassersucht übergeht. Denn eine wassersüchtige Cachexie und hydropische Erzeugnisse und Ansammlungen bilden doch in der Regel den Ausgang, woran habituelle Säufer erliegen, wenn nicht durch das delirium tremens und seine Krisis, als den Wendepunct eines zerrütteten Organismus, die krankhafte und entartete Constitution eine glückliche Wendung nimmt.

Die Angst und hastige Unruhe, das scheue, unstete Wesen sind im *delirium tremens* keine böse Zeichen; diese Zufälle haben hier nicht das Wesen in materiellen Zerrüttungen, welche als Folge der Entzündung in den vegetativen Organen, in denen, die unmittelbar ihr Nervenleben aus dem Plexus solaris ziehen, bei nervösen Entzündungen des gastrischen Systems entstehen, wo sie den drohenden Ausgang in die Gangraena anzeigen. Wie das Irrereden und die Verwirrungen des Geistes, die Täuschungen der Sinne nicht auf wirkliche Zerrüttung des Gehirns in dieser Krankheit sich beziehen, sondern wie der ganze innere Character der Zufälle mehr traumartig ist, und dem Traume gleicht, als Folge einer untergeordneten, unterdrückten, freien Hirnthätigkeit durch das ausschweifende Leben des Gangliensystems, so hat auch diese Angst mehr den Character eines schreckhaften, ängstlichen Traums; daher das unruhige, plötzliche, zitternde Auf- und Zusammenfahren des Kranken, und haben mehr die gefahrlosere Bedeutung eines reinen, idiopathischen Nervenleidens. So gefahrvoll diese innere, stete Angst und Unruhe ist auf der Höhe der Entzündungen, indem sie die nervöse Natur derselben bezeichnet und die drohende gangräneszirende, die organische Metamorphose zersetzende Metamorphose, so wenig böse ist dieses Zeichen bei reinen Nervenkrankheiten, insofern es blos einen Erethismus und eine heterogene Spannung zwischen den beiden Polen des Nervensystems anzeigt. Da es dem delirium tremens wesentlich ist, nimmer und in keinem Falle den Ausgang zu machen in Brand, in Exsudationen, in Eiterung, in Verhärtung, in organische Entartungen, in Afterbildungen, da Ausgänge dieser Art außer dem Gebiete seines elementarischen Strebens liegen, so haben auch hier die Zeichen, welche bei den Entzündungen auf diese Ausgänge deuten, für die Prognosis keine Bedeutung, und nur die, welche sich auf die bevorstehende Lähmung beziehen, sind hier bedeutsam und genau zu würdigen.

Der Puls ist bei dem delirium tremens ein gleichgültiges, nichts bedeutendes Zeichen; er ist meist von der normalen, natürlichen Beschaffenheit, und zeigt nichts Krankhaftes; er behauptet sich so im ganzen Verlauf, und ändert sich auch dann nicht, wenn schon Zeichen der beginnenden Lähmung zugegen sind Nur in der Stunde des Todes wird er klein, schnell, aussetzend, fadenartig und wurmförmig-kriechend — wie überall, wo der Ausgang einer Krankheit durch Lähmung wichtiger Nervengebilde gegeben ist. Der Urin, der Schweiß, sie geben im delirium tremens keine bedeutsame Zeichen; die Veränderungen derselben in Rücksicht ihrer Qualität und Quantität ist ohne Einfluß auf den Gang und die gute oder böse Entwickelung der Krankheit; denn die qualitativen und quantitativen Veränderungen in den Ab- und Aussonderungen haben bei den reinen, idiopathischen Nervenkrankheiten keine kritische Bedeutung, da in materiellen Metamorphosen der organischen Säfte weder ihre Krisis, noch ihr Ausgang besteht.

Die im delirium tremens für die Prognosis wichtigen Zeichen beziehen sich nicht sowohl auf den äußern, leiblichen Organismus, nicht auf die vegetativen Functionen, sondern vielmehr auf den innern geistigen, auf solche, die hindeuten auf immaterielle Veränderungen und Umstimmungen in dem Nervenleben, auf den innern, immateriellen Habitus, oder auf den Character der Zufälle. Als Zeichen, welche die nahe bevorstehende glückliche Entscheidung, oder die sich entwickelnde Krisis, durch den Schlaf anzeigen, gelten folgende: Der ungestüme, ausschweifende Sturm in den Functionen des Nervensystems wird allmählig beschwichtigt, die Zufälle lassen in ihrer Heftigkeit nach, die Remissionen werden deutlicher und anhaltender, der Kranke hat längere freie Zwischenräume; sein ganzes Wesen wird stiller, ruhiger, sanfter; der vorher wilde, aufgeregte, feurige, heftige Blick wird matter, duldender, die Physiognomie wird natürlicher, und ihr wilder, scheuer, convulsivischer Habitus zeigt sich nur noch vorübergehend zur Zeit der Exacerbationen; die Bewegungen gewinnen mehr Haltung und Festigkeit, das Zitternde und Convulsivische verschwindet allmählig, oder wird weniger anhaltend und heftig, und kehrt auch nur noch im höheren Grade paroxysmenweise wieder, und vorzüglich dann, wenn der Kranke gereizt und in Zorn und Aerger versetzt wird, denn in diesem Zustande ist die Gemüthsstimmung höchst reizbar und empfindlich, und kurz vor der Krisis verträgt der Kranke am allerwenigsten Zwang und Widerspruch; das scheue, das hastige, ungestüme Wesen dauert zwar noch fort, aber mit mehr Haltung, und nur paroxysmenweise in Convulsionen und allgemeines Zittern ausbrechend; der Kranke zeigt mehr Theilnahme an seinen Umgebungen, an seinen äußeren Verhältnissen, er thut sehr geschäftig und unternimmt mancherlei mit hastiger, ungestümer Eile; Täuschungen der Sinne, verkehrte Bilder, wesenlose Erscheinungen, verkehrte, unrichtige Vorstellungen beunruhigen den Kranken noch, aber in leichtern, mehr flüchtigern Formen; er ist leichter von der Nichtigkeit dieser Erscheinungen und Vorstellungen zu überzeugen, sie erscheinen ihm wesenlos und lächerlich, aber er kann sich doch nicht ganz davon trennen. Die convulsivischen Bewegungen, das Zittern und Fliegen der Glieder, hören gewöhnlich kurz vor dem kritischen Schlafe ganz auf, oder lassen doch sehr nach und zeigen sich nur in einem leichten Grade. Zu den Zeichen, welche den bevorstehenden kritischen Schlaf unmittelbar und mit Zuverlässigkeit anzeigen, sind zu rechnen: Das eintretende Gefühl von Mattigkeit, von Abspannung, Erschlaffung, worüber der Kranke jetzt, in den freien Zwischenräumen, klagt, und was in seinem äußeren Verhalten sichtbar und deutlich hervortritt; er fühlt sich müde und das Bedürfniß des Schlafs, welcher ihn aber noch bei aller Anstrengung, ihn herbeizuführen, flieht; sein Aussehen wird ruhiger, müde, matt, schläfrig, die Augenlieder sinken unwillkührlich zusammen, es tritt ein oft wiederholtes, tiefes Jähnen ein; der Blick des Auges wird matt und müde; eben so zeigt sich der ganze Habitus, das ganze Verhalten, statt der früheren Hastigkeit, großen Beweglichkeit und ungestümen Heftigkeit, zeigt er sich abgespannt, matt, müde, schläfrig, so auch die vorher so hastige, ungestüme Sprache ꝛc., und so tritt bald der kritische Schlaf und gleich nach ihm die gänzliche Genesung, das zu sich Selbstkommen aus dem Anfalle ein.

Alle Zufälle, die einen bösen Ausgang voraus anzeigen, haben den Character des lähmungsartigen, paralytischen *Habitus*, und deuten auf die aus der heterogenen Ueberspannung sich entwickelnde Lähmung des Nervensystems, zunächst im Plexus solaris und dem davon abhangenden Gangliensystem. Dieses lähmungsartige Wesen, dieser Status nervoso-paraliticus, drückt sich in dem Character aller Verrichtungen und Bewegungen, sowohl des geistigen, als des leiblichen Organismus aus. Die Delirien, das Irreden, hat hier die gemischte Beschaffenheit: bei der Wildheit, der ungestümen Hast, bei dem wilden Sturm der Bilder und Vorstellungen, blickt gleich im zweiten, und besonders im dritten Zeitraume, etwas Ohnmächtiges, etwas Abgespanntes und dem Habitus ferox Widersprechendes durch, oder die Delirien wechseln ab mit dumpfer Stumpfheit des Geistes, mit soporösen Anfällen, mit einem verwirrten, stieren, dummen, stumpfen Nachsinnen und Dahinbrüten, oder das hastige, wilde Irrereden wechselt ab mit einem leisen, dummen, verwirrten Gemurmel, mit den blöden Delirien. Das Zittern, die Convulsionen sind mehr und deutlich von der bösen, lähmungsartigen, stumpfen Natur; sie zeigen sich: in dem Flockenlesen, in dem ängstlichen, dummverwirrten, scheuen Suchen, Greifen, Zupfen, Zerren an den Kleidern, an dem Bette ꝛc; der ganze Häbitus zeigt etwas Aengstliches, Scheues, im hohen Grade Verwirrtes, aber dabei ein stumpfes, abgespanntes, dummes, blödes Wesen; die Physiognomie, der Blick des Auges zeigt einen gemischten *Habitus*, etwas Verzerrtes, Wildes, Hastiges, Ungestümes, aber dabei etwas Haltungs- und Characterloses, eine eigenthümliche Stumpfheit, etwas Verwirrtes, Blödes, Dummes, eine thierische Stumpfheit, vermischt mit der convulsivischen Verwirrtheit; ungereizt zeigt der Kranke einen hohen Grad von geistiger Abspannung, Stumpfheit und Gleichgültigkeit, ohne Theilnahme an die Außenwelt. Diese dumme, blöd- und stumpfsinnige Verworrenheit bildet ein auffallendes, ein grelles Gegenstück zu der ungestümen Hast, zu der unwillkührlichen Beweglichkeit, zu dem convulsivischen, krampfartigen und zitternden Wesen, das in allen Bewegungen sich ausspricht. Bei dieser höheren, lähmungsartigen Form des delirium tremens findet man auch paroxysmenweise die heftigsten Tetanus-artigen Krämpfe in mannichfaltiger Form, und diese abwechselnd oder gemischt mit dem allgemeinen zitternden Habitus, mit den mannichfaltigen convulsivischen Bewegungen und den dummen, bösen, blöden Delirien, mit der Stumpfheit und paralytischer Abspannung des geistigen Organismus. Es kommen Fälle des delirium tremens vor, wo auf der Höhe ein vollkommner Trismus sich ausbildet, ein vorübergehendes, lähmungsartiges Erstarren des Körpers, ein Opistothonus und Epistothonus — wenngleich diese Zufälle nur vorübergehend sind, und in dem Wechsel zwischen Remission und Paroxysmus ihre rein-idiopathisch-nervöse Natur dadurch anzeigen, so gelten sie immer als böse Zeichen, indem sie hindeuten auf eine weitere, räumliche Ausbreitung des heterogenen Nerven-Erethismus vom Plexus solaris und dem Gangliensystem aus über das Rückenmark, und so den höheren Grad der Krankheit und den drohenden Ausgang in Lähmung anzeigen. Aber keinesweges sind diese Starrkrämpfe im delirium tremens von der unbedingt tödtlichen Bedeutung, was immer gilt, wenn sie eine Entzündung des Rückenmarks und anderer wichtiger Nervengebilde zu ihrem Wesen haben. In zwei Fällen, wo diese allgemeinen Starrkrämpfe in der höchsten Form ausgebildet waren, ist dem Vfr. die Heilung glücklich gelungen — aber hier ist auch nur die kräftigste Heilmethode im Stande, der sich schon entwickelnden Lähmung vorzubauen, und hier ist es Zeit, das Opium in den größten Gaben ohne Verzug zu reichen, und hier gilt es der brittischen Dreistigkeit zu vertrauen.

Der im Verlaufe und auf der Höhe sich einstellende Sopor, vermischt oder abwechselnd mit den Sinnestäuschungen und verworrenen Bildern und dem Status convulsivus, wenn auch nur vorübergehend, ist immer von böser Vorbedeutung, indem er hinzeigt auf eine höhere Form der Krankheit, auf einen hohen Grad von Unterdrückung der freien Hirnthätigkeit durch das ausschweifende und vorherrschende Gangliensystem, und so auf den drohenden Ausgang in die Lähmung. Die Brustkrämpfe geben ein böses Zeichen, vorzüglich bei alten Säufern, und bei habituellen Zerrüttungen der Lungen, am schleimichten oder krampfhaften Asthma leidenden Subjecten. Es ist ein böses Zeichen: wenn auf diese Krampfanfälle in denen Lungen, die verbunden sind mit sehr beklommenem, kurzen, schnellen Athem, mit großer Angst und Unruhe, mit Erstickungsanfällen, ein soporöser Paroxysmus folgt mit schnarchendem, röchelnden, rasselnden, schweren und beklommenen Athem; denn unter diesen Zufällen hat man den Catharrus suffocativus zu fürchten.

Ein böses Zeichen ist es: wenn auf der Höhe der Krankheit, nach längerer Dauer ihres dritten Zeitraums, nach zweckmäßiger Behandlung, sich der kritische, natürliche Schlaf nicht einstellt, wenn vielmehr statt dessen ein betäubungsartiger, verwirrter Sopor erfolgt, mit schwerer, beklommener, röchelnder Respiration, und wenn dieser Sopor nur eine kurze Zeit, einige Stunden anhält und nicht allmählig in den natürlichen, kritischen Schlaf übergeht. Aus diesem kurzen, soporösen, widernatürlichen Schlafe erwachen die Kranken krampfhaft, angstvoll, verwirrt, und die Zufälle, die Delirien, der Habitus convulsivus, die Krämpfe, entwickeln sich von neuem in heftigem Grade. Bei diesem Zeichen ist man immer berechtigt, auf einen bösen Character und auf nahe Gefahr zu schließen; denn in einem nächsten Anfalle dieses Sopors, dieser lähmungsartigen Betäubung, bildet sich die wirkliche Lähmung aus, indem, bei dem hohen Grade der Ueberspannung des Gangliensystems und der Unterdrückung der Gehirnthätigkeit, diese gelähmt und erschöpft unterliegt, da bei der großen Heterogenität zwischen den Polen des Nervenlebens dieses sich nicht sammeln und bekräftigen kann, um das ausgleichende Mittel, den natürlichen, kritischen Schlaf, den Wendepunct der Krankheit, zu gewinnen.

Aber nicht immer ist dieser *Sopor* von böser Bedeutung und nicht unbedingt, er darf daher in der Prognosis nicht täuschen; denn oft, fast immer, ist er der Vorbote des kritischen Schlafs, und diese Betäubung, diese Schlafsucht und Erschlaffung der gebundenen Hirnthätigkeit ist oft das Zeichen der Entfesselung derselben von dem mehr irdischen Elemente des unfreien Gangliensystems, indem sie allmählig übergeht in den natürlichen, die entzweieten Pole ausgleichenden, kritischen, natürlichen Schlaf. Nach einem heftigen, unbändigen Sturm von physischer und psychischer Hast und Heftigkeit, fällt der Kranke abgespannt, erschöpft in eine soporöse Betäubung; anfangs geht der Athem dabei beklommen, schwer, schnarchend, oft sogar röchelnd; in diesem Sopor fährt der Kranke häufig krampfhaft, angstvoll, erschrocken zusammen, jedoch ohne zu erwachen, die Glieder und Muskeln zittern noch und bewegen sich noch unwillkührlich, convulsivisch, es zeigen sich noch Zuckungen, Verzerrungen, Verdrehungen in den Gesichtsmuskeln; allmählig verlieren sich diese Zeichen von krampfhafter Anspannung, von Angst und Unruhe, der Athem wird freier, leichter, die Physiognomie natürlicher, das Verzerrte, Convulsivische in ihren Zügen verschwindet, so wie das krampfhafte Zusammen- und Auffahren, und die Zeichen von innerer Angst und krampfhafter Beklemmung; der Schlaf wird natürlich, normal, ruhig, anhaltend — und aus ihm erwacht der Kranke beinahe vollkommen genesen, bei vollem, freien Bewußtseyn, bei gänzlichem Verschwundenseyn aller unfreien, wilden Aeußerungen und Bewegungen. Außer dem Gefühl von Ermattung und Abspannung, klagt der

Kranke nicht weiter, die Eßlust kehrt zurück, und oft ein starker, natürlicher Hunger gleich und unmittelbar nach dem Erwachen aus dem kritischen Schlafe — und wo dieses in seiner natürlichen Form eintritt, da kann man mit völliger Gewißheit die vollkommne und schnelle Genesung voraussetzen und sagen; ja man kann sicher auf eine gründliche Verbesserung der ganzen Gesundheit, auf eine physische und psychische Veredlung der Constitution nach diesem heftigen Sturme rechnen, wenn der Genesene Muth und Kraft in sich hat, sich von dem sündhaften Leben zu entwöhnen. Oft giebt der Anfall des delirium tremens diese Kraft, wenn auch nicht auf geistige Art, sondern mehr physisch, durch eine Umstimmung und umgewendete Richtung der organischen Constitution, durch eine Veränderung ihrer Bedürfnisse und ihrer Triebe — denn durch die wieder befestigte Vorherrschaft des Gehirns und seiner freien Thätigkeit über das Ganglienſystem, durch die Unterordnung dieses unter jenem, wird die unfreie Gewalt und das Reich der wilden Instinkte und thierischen Triebe am sichersten bekämpft und überwunden. Denn das Gangliensystem ist das Reich der thierischen Lüste, und worin besteht das Wesen des krankhaft gespannten Zustandes der habituellen Säufer anders, als in einem habituellen Uebergewicht des Gangliensystems in seiner niederen, unfreien Thätigkeit über die höhere, freie Hirnkraft, in einer Umkehrung der Pole, des, seiner Natur nach, untergeordneten in den obern? Wo das Gangliensystem in seinen Gelüsten und Instinkten das herrschende ist, da waltet das Thierische vor, das Geistige ist zurückgedrängt, der Organismus unfrei geworden, einem mehr irdischen Elemente verrathen, und so in den Zustand der Krankheit und des Unwohlseyns, oder doch wenigstens in eine habituelle Anlage dazu versetzt, welche wiederum in ihrer Entwickelung und auf ihrem Wendepuncte das Ausgleichungsmittel ist zwischen den entzweieten und in heterogenen Richtungen befangenen Polen.

Sechstes Kapitel.

Von der Heilmethode im delirium tremens.

Die Prognosis erklärt diese Krankheit als in der Regel für gefahrlos, die Heilmethode muß diesen Ausspruch verbürgen und erfüllen; denn er kann nur gelten in Bezug auf die geschickte und richtige Erfüllung der Heilgesetze, deren Befolgung das Wesen der Krankheit vorschreibt. Ohne ein zweckmäßiges Heilverfahren, bei Versäumung aller Hülfe, oder bei verkehrter, sehen wir die Krankheit oft eine böse und tödtliche Wendung nehmen.

Der Heilgrundsatz in dieser Krankheit ist ein fester und bestimmter, seine Ausführung leicht, weil sie einfach ist; das delirium tremens hat eine ganz eigenthümliche, in sich abgeschlossene, selbstständige Natur, ausgedrückt in einer ganz besondern, specifiken Form. So einfach und selbstständig das Wesen der Krankheit, so eigenthümlich und characteristisch ihre Form, so auch das Heilgesetz und seine Erfüllung. Von individuellen und zufälligen Verwickelungen darf das Heilverfahren nicht getrübt werden und verwirrt; selten verdienen sie bei der Behandlung eine abändernde oder entscheidende Rücksicht. Das Wesen der Krankheit und ihre Form bleibt sich gleich in allen Zeiträumen des Verlaufs; es ändert und verwandelt nicht seinen Character, weil der Heerd der Entwickelung vom Anfange an bis auf den Wendepunct derselbe ist, dasselbe Organ, und weil es außer dem Wesen der Krankheit liegt: in stuffenweiser Metamorphose in den verschiedenen Gebilden die verschiedenen Zeiträume zu durchgehen. Das delirium tremens hat keine Character-Metamorphosen in den verschiedenen Zeiträumen seines Verlaufs, weil das Materielle, die Substanz des Organismus, nicht die Basis seiner Anlage und seiner Entwickelung ist; der Character ist sich gleich und derselbe in allen Fällen, im Zeitraume der Anlage, des Wachsthums und der Höhe. Das Gesetz der Character-Metamorphose des inneren Wesens in den verschiedenen Zeiträumen und Stuffen der Entwickelung ist nur solchen Krankheiten eigenthümlich, deren Wesen auf materiellen, organischen Metamorphosen beruhet, die aus dem irdischen Elemente stammen und irdische Verwandlungen erstreben. Diese Character-Metamorphose in den verschiedenen Zeiträumen ist darin begründet: daß es in der Natur der Krankheit liegt, aus dem unteren Gebilde zu dem höheren aufzusteigen, stuffenweise ihr Streben zu entwickeln und ihren heterogenen Trieb zu der einen Zeit diesem Gebilde einzuimpfen, zu einer andern jenem. Nur was auf das Materielle geht und auf das Irdische, was aus dem niederen Elemente stammt, das ist dem Gesetze der Veränderung seines Characters unterworfen, weil für das Niedere immer die Möglichkeit Statt hat und das Streben, sich in das Höhere zu verwandeln, überzugehen in dessen Natur; weil überall der unteren Stuffe die Anlage eingepflanzt ist und der Trieb, hinaufzusteigen auf die höhere, und durch krankhafte Metamorphose die Natur derselben zu beherrschen, ihre Form zu verwandeln.

Das delirium tremens ist, wie jede ursprüngliche Nervenkrankheit, einer solchen Character-Metamorphose, die sich stuffenweise entwickelt, nicht unterworfen, dieß liegt außer ihrem Wesen; denn innerhalb der Grenze der organischen Entwickelungslinie hat dieses das höchste Bildungselement und die höchste Stuffe zu ihrer Basis, und jenseits dem Höchsten kann nichts Höheres, keine höhere Bildung fallen. Nur was in aufsteigender Linie sich bildet, nur das ist der Metamorphose fähig, das, was aus dem höchsten irdischen Elemente zu der höchsten irdischen Form sich bildet, steht jenseits der Grenze materieller Veränderung. Das sensible Element, der Nerven-Aether, ist das Wesen des delirium tremens, das Nervenleben in einem centralen Nervengebilde ist der Heerd und die Basis seiner Entwickelung; also fällt der Kreis, worin der Krankheitsproceß sich bewegt und worin die Form sich bildet, auf den höchsten Wendepunct aller organischen, materiellen Metamorphose, auf den höchsten Punct in der Bildungslinie des thierischen Lebens. Hierin ist es begründet, was festgestellt werden kann als pathologisches Gesetz: daß die idiopathischen und ursprünglichen Nervenkrankheiten in allen Zeiträumen und Puncten ihres Verlaufs keine Character-Metamorphosen erleiden, sondern selbstständig und abgegrenzt, in ihrer eigenthümlichen Form abgeschlossen, beharren; denn unter ihnen, unter ihrer Basis, steht das Gesetz der Verwandlung des Wesens in aufsteigender Linie von Stuffe zu Stuffe. Man sieht und findet in diesem Gesetze leicht: die wesentliche Verschiedenheit der ursprünglichen Nervenkrankheit von den andern, z. B. von der Entzündung; wie diese in den verschiedenen Zeiträumen ihres Verlaufs den Character verwandelt, sich in der Form und in den Zufällen ändert, weil sie, vom irdischen Elemente stammend, der materiellen Metamorphose unterworfen ist, indem sie in aufsteigender Linie von der unteren Stuffe auf der höheren fortschreitet, und ihren heterogenen Bildungstrieb und die davon abhangende krankhafte Metamorphose hier dem unteren, dort dem höheren Gebilde einpflanzt, und sich räumlich ausbreitend von Organ zu Organ fortgeht: so steht vom Anfange bis zu Ende die idiopathische Nervenkrankheit fest und unveränderlich in ihrer Form, in ihrem Character; denn jenseits der Materie und dem irdischen Gesetze der Veränderung steht ihr Wesen und das Element, so wie die Basis ihrer Genesis.

Wie das Wesen und der Character des delirium tremens einfach ist, fest und sich gleichbleibend in allen Zeiträumen, so ist es auch das Gesetz für die Behandlung, und die Heilmethode bedarf keiner wesentlichen Veränderung, weil der Character keiner Verwandlung unterworfen ist, und die Form unveränderlich feststeht in ihren Zügen und Zeichen. Das Grundgesetz für die Heilmethode giebt und bestimmt das Wesen der Krankheit. Beim delirium tremens zeigt die nervöse, rein und ursprünglich sensible Natur auf die Norm hin und auf die Idee, wonach die Behandlung zu entwerfen und worauf sie zu richten ist. Die Aufgabe ist hier: den sensiblen Erethismus, das in Ueberspannung und in der Entfremdung zwischen seinen inneren Polen heterogen ausschweifende, in sich zerfallene Nervenleben auszugleichen und in das harmonische Verhältniß seiner organischen Basis zurückzuführen. Vorerst ist diese Aufgabe auf den ursprünglichen Heerd der Krankheit, auf den Plexus solaris und das Ganglienſyſtem zu richten, und hier das aufgehobene Gleichgewicht zwiſchen dem elementariſchen und baſiſchen Pole wieder herzuſtellen, und ſo die Harmonie und das Maaß zurückzuführen, die aufgelöſete Homogenität zwiſchen dem elementariſchen und organiſchen Leben, zwiſchen der ideellen Anlage und der baſiſchen Entwickelung von neuem zu ſchaffen. Zweitens iſt die Aufgabe der Behandlung zunächſt zu richten: auf das mehr Zweite, auf die nächſte Folge dieſer Ueberſpannung und dieſes aufgehobenen Gleichgewichts zwiſchen den beiden Polen im Plexus solaris, indem durch daſſelbe, bei der ungeſtümen Vorherrſchaft, bei der haſtigen Ausſchweifung des Nervenlebens in der Richtung des elementariſchen Pols, das, ſeinem Weſen nach, unfreie, unwillkührliche Princip entbunden ward, und das Freie, Geiſtige in ſeiner Entwickelung und harmoniſchen Bewegung hemmt und unterdrückt; oder man hat die Aufgabe in der Art zu ſtellen: daß das umgekehrte Verhältniß, was durch die Richtung der Krankheit in die beiden Pole des Nervenſyſtems, zwiſchen der freien Hirnthätigkeit und dem unfreien Ganglienſyſtem gekommen iſt, in das Homogene umzuwenden, jene von den unterdrückenden Banden der irdiſchen Macht zu befreien, zu beleben, und dieſes in ſeinem elementariſchen, wilden, das organiſche Maaß überſchreitenden Streben zu hemmen, zu beſchränken. Denn das, was, ſeinem Weſen und ſeiner Stuffe nach, das Erſte und Oberſte, das Herrſchende und Freie ſeyn ſoll, iſt durch die Krankheit und durch die Ausſchweifung des elementariſchen Nervenprincips der mehr irdiſchen Sphäre das Zweite geworden, das Untergeordnete, Beherrschte; die freie, geistige Hirnthätigkeit ist gefesselt und untergeordnet dem unfreien Gesetze des mehr irdischen, materiellen Elements, und verfallen an das Reich der Naturgesetzmäßigkeit uud den irdischen Mächten.

Wie dieses Heilgrundgesetz zu erfüllen und zu lösen? ist die Frage. Die Aufgabe ist deutlich und bestimmt: man suche auf der einen Seite das entfesselte, in elementarische Freiheit entbundene, in zu ungestümen und wilden Aeußerungen ausschweifende Element zurückzuführen in den Kreis und das Maaß seiner Basis, sein überspanntes Leben zu beschränken; auf der andern Seite gehe das Streben dahin: das Gehirn von der Herrschaft des Gangliensystems zu befreien, die seine freie Thätigkeit hemmenden, unterdrückenden Fesseln zu lösen, es wieder herzustellen in seiner ursprünglichen, freien, geistigen Natur, dadurch, daß man sein getrübtes, in seiner Entfaltung gehemmtes, eingeschränktes Wesen belebe und seine gebundene Thätigkeit ergänze. Was getrübt ist und beschränkt in seiner Natur, was sich erschöpft und was ermattet in den Anstrengungen und Reactionen gegen das Streben einer entfesselten, ungestümen Naturgewalt, das bedarf der Ergänzung, der Belebung, das fordert die Stärkung und die Aufregung seiner inneren, wesentlichen Kraft. Das ursprüngliche Verhältniß, worin das Gangliensystem zu dem Gehirn steht und zu seiner Thätigkeit, giebt hier auch die Idee, in welcher diese Aufgabe zu lösen; dies Verhältniß ist das der Polarität, oder des sich unaufhörlich bildenden und sich selbst wieder vernichtenden, sich ausgleichenden Gegensatzes. Was die freie Hirnthätigkeit belebt, was diese aufregt und ergänzt, was dieser sich freundlich, homogen und identisch erweiset, das ist feindlich, beschränkend, hemmend gegen das Streben und die ausschweifenden Triebe, die aus Ueberspannung im Gangliensystem sich entwickeln, daher hemmend und beschränkend sein ausschweifendes, zur Herrschaft jenseits seines Kreises strebenden Lebens.

Jede ursprüngliche, idiopathische Nervenkrankheit, deren Wesen auf Ausschweifung, Ueberspannung des Lebens in der Richtung seines elementarischen Pols, mit Unterdrückung und Beherrschung des Organisch-Basischen beruhet, und wo zugleich durch den Erethismus und Ueberspannung in einem Nervengebilde von der unteren Stuffe die freie Hirnthätigkeit unterdrückt und gehemmt, und dadurch das normale Verhältniß der Pole umgekehrt ist, hat zum ersten Heilgesetz: die Belebung, Ergänzung des Hirnlebens, die Aufhebung seiner Beschränkung von einer untergeordneten Macht. Man muß belebend, die gebrochene Kraft ergänzend, auf das Centrum wirken, um die ausschweifende Thätigkeit und die wilden Triebe in den unteren Gliedern des Systems zu beschränken auf ihr Maaß und auf den Kreis und Character ihrer Wirksamkeit. Um diesen Hauptgrundsatz zur Behandlung der Nervenkrankheiten in der Praxis zu verstehen und richtig zu würdigen, muß man vor allem unterscheiden: die rein-idiopathischen Nervenkrankheiten, die ursprünglichen, aus einer inneren Heterogenität zwischen den Polen des Nervensystems und seinen Gliedern und aus dem Nervenelemente selbst abstammenden, von den secundären, symptomatischen Affectionen des Nervensystems, die als Folge und Symptome anderer Krankheitszustände sich bilden, und die die Wurzel und Elemente ihrer Genesis in einem anderen Krankheitswesen haben, und den Heerd ihrer Entwickelung in anderen Gebilden und Organen, wo die Nervenzufälle nur als Reflexe dieser Krankheitszustände entstehen. So z. B. der Status nervosus, als Folge von Entzündung im Gehirn und nervösen Gebilden, oder die chronischen Nervenzufälle, welche als Zeichen sich darstellen von den Ausgängen der Entzündung in der Nervenmaterie, in organischen Metamorphosen und materiellen Zerrüttungen der Nervensubstanz, in den Ausschwitzungen, in den Verhärtungen, in den Auflockerungen der Materie in nervösen Gebilden ꝛc. Oder die Affectionen des Gehirns, die begründet sind in einer Verstimmung des Nervenlebens in untergeordneten Gliedern des Systems; oder die bei einer nervös-reizbaren Constitution sich bloß symptomatisch entwickeln als Symptome von Krankheitszuständen in den Organen des gastrischen Systems.

Da das Nervenleben, bei der Identität des Wesens, doch verschieden ist in seinem Character und Bedeutung, nach den verschiedenen Stuffen seiner Entwickelung in den mehr untergeordneten oder mehr höher stehenden Gliedern seines Systems, so ist die Art und das Mittel der Behandlung des Nerven-Erethismus verschieden, nach der Natur und der Stuffe des Nervengebildes, in welchem ursprünglich und zunächst derselbe sich äußert, und in dem zuerst die Heterogenität gekommen zwischen den Polen des Nervenlebens. Die verschiedene Dignität der Nervengebilde auf den verschiedenen Stuffen der sich in aufsteigender Linie immer edler und freier entwickelnden Nervenmaterie fordert auch eine verschiedene Art der Behandlung in seiner Heterogenität, und die Dignität der Arznei steigt und richtet sich nach der des Organs; je höher das Nervenorgan in seiner Entwickelung steht, je freier es gebildet ist von dem Einflusse der irdischen Verhältnisse, desto edler und zarter muß auch das Mittel seyn, welches für seine Kraft belebend, für sein Wesen ergänzend seyn soll, wo dieses getrübt und beschränkt ist durch Heterogenität. Die Stuffenleiter in der Ausbildung der Nervenmaterie in den verschiedenen Gliedern des Systems ist auch die zur Würdigung der verschiedenen niederen oder höheren Nervenarzneien, der sogenannten Nervina. Andere Nervina werden angezeigt, wo die Krankheit zunächst wurzelt in Nervengebilden von dem niederen oder von dem höheren Range, von dem mehr freien oder dem irdischen Verhältnisse mehr untergeordneten Character. Für die ursprüngliche Nervenkrankheit in Organen von dem niederen Range auf der vegetativen Entwickelungsstuffe der Nervenmaterie, oder bei dem sensiblen Erethismus in nervösen Gebilden von der vegetativen Natur, gelten andere Arzneien, als da, wo die Affection in Nervenzweigen ihre Wurzel, die schon die höhere Natur, die zartere und edlere Form der Entwickelung haben, die den höheren Stuffen, den mehr thierischen Organen, denen der Respiration, der Sinne, den Hirnnerven angehören, oder die zunächst dem höheren Organismus dienen, seinen Gesetzen gehorchen, aber erhaben stehen über der organischen Gesetzmäßigkeit, dem irdischen Elemente im Reiche der Materie. In dieser Idee ist die Stuffenleiter der Nervina zu entwerfen, und das System der Nervenarzneien practisch zu ordnen.

Das in einem nähern oder entferntern Grade homologe Verhältniß und die Beziehung, worin die verschiedenen Nervina zu den verschiedenen Entwickelungsstuffen des Nervensystems, zu seinen Verzweigungen in den verschiedenen Sphären und Systemen stehen, bestimmt zugleich die Verschiedenartigkeit ihrer Wirkung in den verschiedenen Nervenkrankheiten, und diese Beziehung, dies Gesetz der nähern oder fernern Verwandtschaft giebt die Norm zur Anzeige für dieses oder jenes nervinum und die Zeit und Stuffe seiner Wirksamkeit. Denn überall ruft nur das Gleiche sein Gleiches hervor, sich fortsetzend in ihn, und nur auf einer seiner Natur verwandten, für seinen Saamen empfänglichen Stuffe in der Stuffenleiter des Organismus hat die Arznei das Vermögen der Ergänzung, der Stärkung, indem das Homogene sich nur ergänzt, belebt und bildet aus dem ihm Homogenen; nur an dem Gleichen stärkt und ermannt sich die Kraft, an dem Ungleichen und Heterogenen ermattet sie und spannt sich ab in fruchtlosen Anstrengungen.

In der Reihe der Nervina stehen im Allgemeinen die Narcotica auf der höhern Stuffe; denn das innere, ausgezeichnete Wesen besteht darin: daß ihre Wirksamkeit unmittelbar und vorzüglich auf Erhöhung, Ergänzung, Belebung der Nerven-Thätigkeit geht in den höhern Formen des Nervensystems, daß ihre Arzneikraft zunächst die Richtung hat auf das Gehirn, auf seine Nerven und auf das Leben der Sinne und des geistigen Organismus. Indem sie die Gehirn-Thätigkeit erheben und beleben, indem sie die ermattete stärken, ihr Wesen ergänzen, ist ihnen zugleich auch das Vermögen eingepflanzt: die von einer niedern, unedlern Macht gebundene Hirn-Thätigkeit von der Herrschaft des irdischen Elements zu befreien und sie wiederherzustellen in ihrer Integrität, in der vollkommenen Freiheit ihres Wesens, sie entziehend dem Dienste eines untergeordneten Gesetzes. Was die Hirn-Thätigkeit belebt, was homogen ist ihrem Character und ihrem Streben, was ihr Wesen ersetzt und ergänzt, das hat auch die Kraft, das in den niedern Nervengebilden, in den, ihrer Stuffe und ihrer Natur nach untergeordneten Gliedern und Zweigen des Systems wilde, ausschweifende, sich dem Gesetze seiner Stuffe entziehenden, ungestüme Nervenleben zu dämpfen, zu mäßigen, innerhalb seiner Grenze und den Schranken seines Gesetzes zurückzuführen, das aufgeregte, in wilden Stürmen sich äußernde zu beruhigen und zu besänftigen. Denn durch Aufregung und Belebung des einen Pols wird die ausschweifende und ausartende Kraft in dem andern geschwächt und aus der wilden Richtung in die ruhige, seinem ursprünglichen Wesen homogene Wirksamkeit zurückgesetzt. Was am sichersten und kräftigsten die Thätigkeit im Gehirn-Nervensystem die freie Thätigkeit erhebt und belebt, das wird in dem entgegengesetzten, seinem Wesen nach unfreien Pole die wilde Kraft, die ausschweifenden Triebe und ungestümen Bewegungen im plexus solaris und in seinem Gangliensystem mäßigen, beruhigen und zurückführen in seine Schranken. Das Narcoticum hat die Bedeutung der integrirenden Kraft, der ersetzenden für das Gehirn, daher das Vermögen, die Differenzen auszugleichen, welche zwischen dem Gehirn- und Gangliensystem mit einem Uebergewicht in die Richtung des letztern entstehen.

Das Gehirn stellt sich in seinem Wesen und in seinem Range wieder her, wenn seine Thätigkeit sich belebt und so gerichtet wird, daß das aufgehobene Gleichgewicht zwischen den beiden Polen des Nervensystems zurückkehrt, so daß das seinem Wesen nach das Erste wieder das Erste, das Freie wieder das Freie wird, und umgekehrt.

Die Narcotica sind nicht alle von gleicher Wirkungsart. Dieses ist bei den einzelnen verschieden, und diese Verschiedenheit ist begründet in der Richtung, welche das einzelne Mittel aus dieser Classe zu den verschiedenen Gliedern und Stuffen der Nervenbildung hat, ob zu den mehr niedern oder höhern Gebilden des Systems. Das eine Narcoticum hat mehr die Kraft, die basische Nerven-Thätigkeit zu erwecken, zu entwickeln und den wilden Erethismus zu bändigen in der vegetativen, das andere ist mehr gerichtet auf die höhere, thierische Form des Nervenlebens. Vielleicht findet die Wissenschaft für das nervöse Leben auf jeder Stuffe der Entwickelung des Systems, für die Nerven jedes Organs die bestimmte, specifische Arznei, je nachdem die dem Nervenwesen homogene, identische Kraft in dem einen Mittel zur höhern oder zur niedern Form ausgebildet ist, je mehr oder weniger gebunden ist das freie, ätherische Princip von dem irdischen Materiellen.

In der Reihe der Narcotica steht das Opium oben an, es hat den ersten Rang, wie das Gehirn auf der Stuffenleiter des Nervensystems das Haupt ist und das erste, herrschende Organ. Diese Bedeutung hat das Opium deßwegen: weil es die unmittelbare und nächste Richtung auf das Gehirn hat, und die homogene Analogie zu der Hirn-Thätigkeit. Wie das Nervenleben im Gehirn zu seiner höchsten leiblichen Form aufgestiegen und zur freiesten Entwickelung seines Wesens gekommen ist, so ist unter allen Arzneien in dem Opium das freie, narcotisch-ätherische Princip in der freiesten Form entwickelt, und am wenigsten gebunden durch Vermischungen und Zusammensetzungen mit irdischen Stoffen und Elementen von dem untergeordneten, vegetativen Range, daher vorzüglich zusagend und homogen der freien Hirnthätigkeit, daher vor allen diese belebend, die ermattete aufrichtend und stärkend, die erschöpfte ersetzend und ergänzend; daher unterdrückend, beschränkend die wilden Nervenbewegungen in den untergeordneten Gliedern des Nervensystems, die bei ihrem ausschweifenden Erethismus die freie Hirnthätigkeit unterdrücken und dieselbe in einem niedern Character zu hemmen streben. Die Praxis hat kein besseres und zuverlässigeres Mittel, die unruhigen, heftigen Nervenbewegungen, die aus dem aufgeregten Erethismus entstehen, zu dämpfen, das empörte Nervenleben zu beruhigen, als das Opium. Denn das Wesen dieses Erethismus beruhet ja darauf: daß die beiden Hauptpole des Nevensystems in Heterogenität, in Entzweiung gekommen, so daß das Gleichgewicht und die Harmonie zwischen dem Gangliensystem und dem Gehirn in der Art aufgelöset ist, daß dieses das in seinem Wesen Unterdrückte, Gebundene und Unfreie geworden, und jenes, seinem Wesen nach untergeordnete, das Ueberwiegende und das Gehirn Beschränkende ist. Aus dieser Bedeutung des sensiblen Erethismus ergiebt sich die große Wirksamkeit des Opiums gegen ihn; es berührt das in wilden, hastigen, stürmischen und unruhigen Bewegungen ausschweifende Nervenleben, **indem es die Hirnthätigkeit erhebt**, und so das die Aeußerungen des Nervenlebens regelnde und ordnende Organ in seiner Integrität aufrecht erhält. Daher lehrt die Beobachtung aller Zeiten, daß das Opium das größte Heilmittel sey bei allen ungestümen, hastigen, unwillkührlichen, unfreien Bewegungen des Nervensystems, die als idiopathische Nervenkrankheiten den Grund in der beschränkten und unterdrückten Hirnthätigkeit haben, und in ausschweifenden, ungestümen Trieben und Thätigkeits-Aeußerungen des Gangliensystems; deßwegen in allen Convulsionen und Krämpfen, **in diesem Erethismus begründet**, in dem convulsivischen, unfreien Zittern der Glieder, in den Zuckungen und Starrkrämpfen, in den Delirien, die begründet sind, nicht in einer ursprünglichen Hirnkrankheit, sondern vielmehr in dem Entbinden und Freiwerden des freien, geistigen Princips in dem niedern, untergeordneten Nervensystem und davon abhängender Beschränkung der Hirnthätigkeit. Denn das Wesen dieses Zustandes bedeutet nichts anders als das Streben des Gangliensystems, aus seinem gebundenen Zustande zu treten, seine leibliche Natur in die geistige zu verwandeln, mit einem Wort, **Gehirn zu werden**. Daher die hastigen, regellosen, wilden, zwecklosen Bewegungen, Triebe und Anstrengungen, weil das Gehirn als das Herrschende und Ordnende unterdückt ist und beschränkt von der wilden Herrschaft einer untergeordneten Macht.

Aus dieser Idee von der Wirksamkeit und Kraft des Opiums, von der Richtung und Beziehung, die es zu dem Gehirn und seiner Thätigkeit hat, geht es hervor: **daß in dem Heilapparat gegen das *delirium tremens* das**

Opium die erste und oberste Stelle einnimmt, und daß es sich hier vor allen Arzneien am wirksamsten zeigen wird. Die Aufgabe der Heilung ist: das in seiner freien Thätigkeit beschränkte Gehirn in seiner wesentlichen Integrität zu bewahren, es gleichsam zum Bewußtseyn zu bringen, die Entwickelung seiner Kraft zu erwecken und zu befördern, damit es sich befreie von seiner Beschränkung, und als erstes, ordnendes Centrum, als Haupt des Nervensystems, sich wieder bekräftige. Das Opium wirkt nicht Schlafmachend, indem es das Gehirn betäubt, sein Leben unterdrückt, sondern gerade auf die entgegengesetzte Weise: indem es die Hirnthätigkeit weckt und belebt, und so das aufgeregte, wilde Nervenleben im Gangliensystem beschränkt und beruhigt, und dieses zurückleitet in sein Maaß, in seine Schranken. Unter allen Arzneien ist das Opium das erste und größte Cardiacum; es behauptet den ersten Rang auf der Stuffenleiter der herzstärkenden Mittel, und zwar deßwegen, weil es das, sich im Kampfe mit einer untern Naturgewalt erschöpfende und ermattende Leben gerade in dem höchsten Centralpunkte des Organismus freundlich und homogen erfaßt, seine Kraft ergänzend, die ermattende erfrischend und belebend; was die sich erschöpfende, die sinkende Hirnthätigkeit ergänzt und erhebt, das wird auch die kräftigste Arznei in dem Zustande des Lebens seyn, wo die edelste organische Kraft gefährdet ist, dem wilden und rohen Triebe einer untern, irdischen Macht in Lähmung zu erliegen. Die Ordnung ist zurückzuführen und das Maaß zwischen den beiden entzweieten Sphären des Nervenlebens; jede Sphäre soll in ihrem Maaße bleiben und zurückgestellt werden auf ihre Stuffe; das Gehirn soll wieder sein Recht erhalten und das Herrschende seyn; das thierische Nervenwesen soll beschränkt werden in seiner Ausgelassenheit und wilden Trieben, und dem Gehirn sich wieder unterordnen und fügen. Diese Aufgabe vermag das Opium am sichersten zu lösen; so ist es das kräftigste Mittel im delirium tremens, das sichere *antidotum* gegen die chronische Vergiftung des Nervensystems durch Brandtwein.

Aber nicht unmittelbar im Anfange, in den ersten Tagen der Krankheit, hat das Opium seine Anzeige und seine Stelle; nicht zu früh darf man es geben, nur dann erst, wenn das untere Nervensystem das Uebergewicht gewinnt, und die höhere Gehirnkraft unterliegend und ermattend dem niedern Zuge folgt, in Zuckungen und Krämpfen, in reagirender Thätigkeit sich zu erschöpfen drohet.

Im ersten Zeitraum paßt das Opium noch nicht; es ist noch zu früh zu dessen Gebrauch; hier leidet das Gehirn mehr consensuell, der Erethismus des Nervenlebens, die Delirien, die convulsivischen Zufälle sind noch nicht entwickelt, das Zittern ist nur partiell, meist nur an den Händen und an den untern Kinnbacken, der Kranke liegt vielmehr in einer stumpfen Betäubung, in einem soporösen Zustande, unterbrochen und aufgeschreckt durch schreckhafte Träume, durch Bilder und Sinnestäuschungen. In diesem Zeitraume scheint zunächst das Zwerchfell der Sitz der Krankheit zu seyn, und von hieraus in weiterer Entwickelung fortzuschreiten. Die Zufälle zeigen dahin: das convulsivische, krampfhafte Würgen, ohne wirkliches Erbrechen, was nicht aus dem Magen kommt, sondern Folge einer krampfartigen

Affection des Zwerchfells ist, das Pulsiren und Klopfen in der Herzgrube, das Brennen in dieser Gegend, der oft vorkommende Singultus, der Mangel von Ausleerung der Contenta des Magens, da die heftigsten Anfälle des Würgens nichts ausleeren, selbst nicht bei der größten Anstrengung, als eine kleine Quantität eines sauern, bittern Schleims, selbst auch wenn der Kranke kurz vorher Getränk zu sich genommen hat. Die angemessenste Arznei für diesen Zeitraum ist ein Brechmittel; man giebt hier das Emeticum nicht in der Absicht, um Sordes aus dem Magen zu entleeren; denn von dem Daseyn gastrischer Verderbnisse ist kein Zeichen da, sondern vielmehr als *Nervinum*, um eine Erschütterung im plexus coeliacus zu erregen, und dadurch eine Veränderung in der Stimmung dieses wichtigen Nervengebildes hervorzubringen, die excentrische Spannung und den Erethismus aufzuheben und das Nervenleben auf das Maaß und die Form dieser Sphäre zurückzuführen. Oft wird das Brechmittel es bewirken, daß die fernere Entwickelung der Krankheit gehemmt, sie unterdrückt wird in diesem ersten Zeitraume und der Ausbruch des höchsten Stadiums, die höhere Form des delirium tremens ganz verhütet wird. Der Verf. hat einen 30jährigen Mann schon in zwei Anfällen der höhern und heftigsten Form des delirium tremens ohne Brechmittel behandelt. Da der Kranke dem sündhaften Leben nicht entsagt hat und immer noch der bösen Gewohnheit fröhnt, so zeigen sich in der Regel alle zwei Monate Spuren und Zeichen des delirium tremens; aber seitdem der Kranke gleich in diesem ersten Zeitraume ein Brechmittel nimmt, kommt die Krankheit nicht mehr zum Ausbruch, sondern wird in ihrer fernern und höhern Ausbildung gehemmt, so daß die höhern Nervenzufälle, die Zeichen eines tiefen Gehirnleidens, sich nicht weiter entwickeln.

In diesem Zeitraume quält den Kranken vorzüglich ein anhaltender, heftiger, brennender Durst, nebst dem Gefühl eines Brandes in der Herzgrube; groß ist seine Sehnsucht nach einem kühlenden, erfrischenden Getränk. Dieß darf man ihm zu seiner Erquickung nicht versagen; es versteht sich von selbst, daß alles hitzige und erhitzende Getränk streng zu vermeiden ist. Man lasse das sogenannte Zuckerbier trinken, Zucker mit Wasser in Gährung gesetzt, was hier sehr passend und sehr erfrischend ist wegen der sich entwickelnden Kohlensäure, oder Birkwasser, Limonade mit ein wenig alten Rheinwein vermischt. Die Speisen bedürfen keiner Berücksichtigung, indem der Appetit ganz fehlt. Man empfehle dem Kranken immer nur wenig auf ein Mal zu trinken, und öfter.

Nach der Wirkung des Emcticum's gebe man dem Kranken eine Saturation des Kali carbonici mit Citronensaft, oder man lasse die Kohlensäure sich im Magen entwickeln, indem man erst einen Eßlöffel voll einer Auflösung des Kali in Aqua Menth. pip. nehmen läßt, und unmittelbar darauf einen Löffel voll von frischem Citronensaft, oder reinen, guten Weinessig. Bei nervöser Affection und Spannung des Magens, bei einer krampfhaften Reizbarkeit und Erethismus in dem plexus coeliacus ist ja vor allen die Kohlensäure das wirksamste Mittel. Steht nach der Wirkung des Brechmittels die höhere und fernere Entwickelung der Krankheit still, und bildet die höhere Form derselben sich nicht aus, so bleibt in der Regel ein lästiges Sodbrennen, Zufälle von Magensäure, ein quälendes Brennen und Klopfen in den Präcordien zurück; dabei findet sich meist ein wahrer Speichelfluß ein, ein fortdauerndes, anhaltendes Ausspucken eines ganz dünnen, wäßrigten Speichels, mit Zeichen von großer Reizbarkeit in den Magennerven, Heißhunger ohne wirklichen Appetit; denn das Geringste genügt zur Sättigung des Kranken, und alle Speisen widerstehen ihm sogleich nach einem unbedeutenden Genusse. In diesem Falle thut die Magnesia gut, aber noch besser das sogenannte Luft- oder Brausepulver, in Rücksicht auf die excentrische Reizbarkeit und Erethismus in den Nerven des Magens. Ist dieser Zufall der Magensäure gehoben, so kann man die Cur mit einem bittern Magenelixir, mit tonicis und amaris beschließen. Diese Magensäure mit dem heftigen Speichelflusse ist oft sehr hartnäckig und will den sonst so wirksamen Arzneien nicht weichen; wo daher die angegebenen Mittel nicht ausreichen wollen, da thut oft die Mixtura Sulphurico-acida, oder noch besser die Tinct. aromatico-acida schnelle und sichere Wirkung. Der so profuse und anhaltende Speichelfluß giebt wohl den Beweis, daß das Wesen dieses lästigen Zufalls nicht allein in einfacher, freier Magensäure besteht, sondern daß dasselbe eine tiefer liegende Wurzel hat, und wahrscheinlich in einer krankhaften Veränderung und Verstimmung des Pancreas begründet ist.

Im zweiten Zeitraume gewinnt die Krankheit schon eine höhere Form, und es entwickeln sich Symptome und Zeichen, die auf ein tieferes Leiden des Gehirns und Nervensystems hindeuten. Das krampfhafte, convulsivische Würgen ist jetzt verschwunden, aber nun tritt die Schlaflosigkeit so quälend ein; der Kranke ist nicht im Stande, zu schlafen, so wie er die Augen schließt, umgaukeln ihn erschreckend und weckend die mannichfaltigsten Sinnestäuschungen; er sieht allerlei Gestalten, hört allerlei Stimmen und ordentliche Unterredungen, fährt ängstlich und unruhig aus seinem Schlummer auf, springt aufgeschreckt aus dem Bette und will entlaufen; jedoch weiß er auch und ist sich dessen bewußt, daß diese Erscheinungen Täuschungen und nichtig sind, nur kann er sich nicht davon trennen; sie verlassen ihn nicht und gestatten ihm keine Ruhe. Das Zittern wird stärker, vorzüglich an den Händen und Füßen, so daß er kaum im Stande ist, allein zu gehen; im unruhigen Schlummer greift und zupft er an der Bettdecke, oder sucht ängstlich im Bette umher ꝛc. Auch für diesen Zeitraum paßt das Opium noch nicht, wenigstens noch nicht in dreisten Gaben, sondern nur unter Umständen in kleinen und seltenen Dosen. Man fahre hier noch mit der Kohlensäure fort, lasse abwechselnd und zwischendurch von einem Aufguß der Rad. Valerianae nehmen mit dem Liquor Ammonii succ. versetzt. Man versuche es durch ein lauwarmes Bad, den Erethismus des Nervenlebens, die excentrische Spannung im Nervensystem und im Gehirn zu heben, und so die weitere und höhere Entwickelung zu verhüten. Zweckmäßig ist es auch zu diesem Zwecke, wenn man gleich unmittelbar nach dem lauwarmen Bade eine Gabe Opium giebt mit Ipecacuanha, von jedem 1 — 2 Gran. Die Brechwurzel ist hier in der Rücksicht vorzüglich anzuempfehlen, weil sie zunächst und unmittelbar auf den Heerd der Krankheit wirkt, auf die Nerven des Magens. Vor allem wirksam zur Beruhigung des aufgeregten und excentrischen Nervensystems sind die anhaltend angewandten kalten Umschläge und Fomentationen in die Präcordialgegend und um den Kopf; der Kranke kann ihre erfrischende und beruhigende Wirkung nicht genug loben, und preiset laut das angenehme Gefühl, was sie ihm erregen.

Auf diesem Wege gelingt es oft, die Krankheit in dem zweiten Zeitraume zu heilen und die Ausbildung des dritten, die wilden Delirien zu verhüten. Nach einem oder dem zweiten Bade fällt der Kranke häufig schon in einen natürlichen, anhaltenden, ruhigen, tiefen Schlaf; dieser ist die Krisis, und mit dem Erwachen ist die Krankheit gehoben und alle Symptome wie mit einem Schlage verschwunden.

Nur in kleinen und seltenen Gaben, etwa täglich ein oder zwei Mal zu 1 — 2 Gran und immer gleich nach dem Bade, paßt hier das Opium, als Besänftigungsmittel des aufgeregten Nerven-Erethismus. Starke Gaben und ein anhaltender, rascher Gebrauch würden in diesem Zeitraume zu gewaltsam wirken; denn noch deuten die Symptome hier nicht auf ein tiefes Leiden des Gehirns, nicht auf eine Unterdrückung und Erschöpfung seiner Kraft; sie zeigen mehr auf einen Erethismus des Gangliensystems, der Kranke ist noch bei Bewußtseyn, er weiß, daß die ihn quälenden Traumbilder und Erscheinungen Täuschungen seiner Sinne sind, Gespenster ohne alle Realität; von Delirien ist noch keine Spur, der Zustand ist dem des Traums analog, aber es ist ein Traum mit Bewußtseyn, im wachenden Zustande Die Angst und Unruhe, die ihn aus dem leisen Schlummer, beim Zuschließen der Augen aufschreckend stört, ist gegründet in dem Erethismus des Plexus coeliacus; erschrocken und mit dem Ausdruck der Angst und Unruhe in seiner Physiognomie und in seinem ganzen Habitus springt er áuf und aus dem Bette, weiß in dem Augenblicke nicht, wo er sich befindet, wähnt sich an einem fremden Orte — jedoch kehrt' bald das Bewußtseyn zurück, und leicht ist er Kranke von seinem Irrthume und den Täuschungen seiner Sinne überzeugt und wieder ruhig.

Im dritten Zeitraume nehmen die Zufälle einen höhern Character an, die Krankheit hat ihren Gipfel erreicht und ist n ihrer höchsten Form gebildet. Das Wesen dieses Zeitaums beruhet auf einer tiefen Affection des Gehirns, auf iner Unterdrückung und Erschöpfung der Gehirnthätigkeit urch das niedere Element des thierischen Nervenlebens, durch as Gangliensystem; durch diese rohe Naturgewalt ist die kraft des Gehirns gebunden und seine Integrität ist gelähmt urch eine niedere, fremde Naturgewalt. In ihrem excentrichen Triebe, in ihrem wilden Streben ist die Nervenkraft m Gangliensystem aus dem Maaß und aus der Form ihrer Sphäre auf eine höhere Stuffe gestiegen, die ihrem Wesen eterogen ist; sie hat ihre Sphäre verlassen und hre Function verändert, denn sie hat die des Gehirns übernommen. Daher das Wilde, das Halungslose, das Rohe in den Verrichtungen des Gehirns und es Nervensystems, weil das ordnende und maaßhaltende Prinip der Gehirnthätigkeit erschöpft und gebunden ist, und weil ort nur eine untere, irdische Kraft in einer höhern Sphäre rembartig waltet, alle Lebensbewegungen in Unordnung geracht, unterbrochen, zu verkehrten, wilden, ausschweifenden Verrichtungen verwirrt werden. Hier ist es unmittelbare Aufgabe der Kunst, durch die kräftigste Arznei die erschöpfte, nterdrückte Hirnthätigkeit rasch und kräftig zu erheben, durch in dem höhern Nervenwesen demselben in seiner höchsten organischen Entwickelung homogenes Mittel zu ergänzen und u ersetzen, die gebundene Hirnthätigkeit zu befreien und zu tärken. Hier ist die rechte und wahre Zeit für das Opium;

bei dreister Anwendung wird die köstliche Arznei sich hier sicher und in schneller Wirksamkeit bewähren; wohl in allen Fällen wird es helfen und die Crisis hervorrufen bei einem schnellen und kräftigen Gebrauch.

Der Uebergang des zweiten Zeitraums in den dritten ist meist dadurch bezeichnet: daß der Kranke auch im wachenden Zustande, nicht im träumenden, Ort und Zeit verwechselt, und nicht weiß, wo er sich befindet, sich an fremden Orten glaubt und den Abend für den Morgen, den Tag für die Nacht hält. Er wähnt sich unter fremden Umgebungen, kennt seine Bekannten nicht mehr; das Bewußtseyn geht nach und nach immer mehr verloren; die Sinnestäuschungen gehen in wirkliche, ungestüme, anhaltende Delirien über, und der Kranke weiß jetzt nicht mehr, daß diese Erscheinungen Täuschungen sind, sondern er ist von ihrer Realität und Wahrheit überzeugt. Der Kranke schwatzt und delirirt anhaltend in einem fort, eine verworrene Vorstellung und Täuschung jagt und treibt die andere, alles im bunten Gemisch wild durcheinander. Der Kranke ist mitunter wild, heftig, sehr ungestüm und in hohem Grade reizbar, er verträgt keinen Zwang, keinen Widerspruch; seine Physiognomie, sein ganzer Habitus zeigt den Ausdruck einer innern Angst und Unruhe, er hat nirgends Ruhe, entspringt in wilder Hast aus dem Bette, geht rasch und heftig in unwillkührlichen, convulsivischen Bewegungen umher; ein profuser Schweiß trieft in großen Tropfen von seinem Leibe. Dabei anhaltendes, heftiges, convulsivisches Zittern der Glieder, vorzüglich des untern Kinnbackens mit furchtbarem Zahnknirschen; die Physiognomie ist ganz verändert, entstellt, unruhig, wild, heftig, die Augen feurig, convulsivisch in ihren Höhlen herumrollend, der Blick unstet und wild. Oft Convulsionen und Starrkrämpfe, in einigen Fällen wirklicher Trismus, dabei körperliche Gefühllosigkeit; die Urinsecretion unterbrochen, sehr sparsamer, tropfenweiser Abgang.

Unter diesen stürmischen und drohenden Symptomen, bei diesem Sturm des niedern Nervenlebens in seiner wilden Ausgelassenheit auf das Gehirn, ist sehr eine gänzliche, dauernde Unterdrückung des Gehirns und eine gänzliche Lähmung seiner Thätigkeit, der Tod durch den sogenannten Nervenschlag zu fürchten. Aber man hat es in seiner Macht, diesen bösen Ausgang zu verhüten; das Opium bringt hier sicher Rettung und Hülfe. Wo dieser Zustand sich gebildet hat in seinen schreckhaften Nervensymptomen, da wende man ungesäumt und dreist in rasch steigender Gabe das Opium an. Die Regel für die Vermehrung in den Gaben des Opiums, für das Steigen mit demselben und die Quantität des zu Gebenden ist nicht absolut zu bestimmen, aber es gilt als practischer Grundsatz: mit dem Gebrauch des Opiums so lange fortzufahren, immer in allmählig steigender Gabe, bis der kritische, natürliche Schlaf und mit ihm die Entscheidung und Genesung eintritt. Bei dem Gebrauche des Opiums tritt oft bald der natürliche Schlaf mit der Krisis ein, in der Art, daß dieser dritte Zeitraum der Höhe und Heftigkeit binnen 48 Stunden sich durch den Schlaf kritisch entscheidet. Oft ist aber die Krankheit hartnäckiger und die Dauer dieses Stadiums viel länger, 4, 5, 6, 9 Tage; eine starke Quantität des Opiums und ein anhaltender Gebrauch ist hier erforderlich, um den Schlaf und mit ihm die Krisis hervorzubringen. In einem sehr hartnäckigen Falle von der höchsten Form der Krankheit, die, abwechselnd mit den furchtbarsten Starrkrämpfen in allen Gestalten, sogar mit mehreren Anfällen von Trismus und den schrecklichsten Convulsionen verbunden war, hat der Verf. innerhalb von 8 Tagen über 300 Gran Opium gegeben, bis es ihm endlich gelang, den kritischen Schlaf und dadurch die Genesung herbeizuführen. Die hartnäckige Heftigkeit der Zufälle, das anhaltende, tiefe Leiden des Gehirns und Nervensystems, der Character der Bösartigkeit mit seinem Status perniciosus, die große Lebensschwäche, die nach den furchtbaren Krampf- und convulsivischen Anfällen eintrat, der auf diesen folgende tiefe, aber bald durch Delirien und Krämpfe unterbrochene, schnarchende Sopor mit rasselnder, röchelnder Respiration, forderten neben den starken Gaben des Opiums noch andere stark reizende Mittel, indem sie hindeuteten auf einen hohen Grad von Erschöpfung der Hirnthätigkeit und auf eine bevorstehende apoplectische Lähmung des Nervenlebens. Der Phosphor, der Moschus, die rad. Serpentar. flor. Arnicae, ätherische Oele, scharfe Senfteige, die kalten Uebergießungen ꝛc. mußten neben dem Opium in Anwendung kommen.

Mit den kleinern Dosen des Opiums beginnt man die Behandlung dieses dritten Zeitraums und giebt das Mittel abwechselnd in verschiedenen Formen. Zuerst verordnet man 3 Pulver und läßt davon alle 2 Stunden eins nehmen, jedes Mal 1 Gran Op. pur. die Zwischenstunde reicht man zuerst 8 — 10 Tropfen von der Tinctura Opii crocat.; dann verordnet man wieder 3 Dosen Pulver, jedes von 2 Gran Op. pur. jede zweite Stunde, in der Zwischenzeit 15 Tropfen von der Tinctura Opii; und in diesem Verhältnisse steigt man immer fort, bis Ruhe eintritt, bis der Kranke

Spuren von natürlicher Müdigkeit zeigt, als das Gähnen, einen matten schläfrigen Blick, ein Zufallen der Augenlieder und bis der kritische Schlaf eingetreten ist. In dem oben bezeichneten Falle nehme der Kranke 24 Stunden vor dem Eintritte des kritischen Schlafs alle 2 Stunden 80 Tropfen Tinctura Op. crocat., und die Zwischenstunde gr.VI Op. pur. Aber in der Regel ist die Dauer dieses Zeitraums viel kürzer, und in den meisten Fällen tritt am dritten Tage schon der Schlaf und mit ihm die Krisis und die Genesung ein; dann bedarf man des Opiums in so großer Menge und in so starken Gaben nicht. Die großen Dosen des Opiums darf man nicht fürchten, sie bleiben immer ohne nachtheilige Folgen; wo eine Arznei einmal Bedürfniß und Ergänzungsmittel des Lebens ist, da wird sie immer, so lange dieser Zustand dauert, nicht allein in starken Gaben ohne Nachtheil vertragen, sondern diese allein bringen in dem Zustande der Verzweiflung Rettung und Heil; das Spielen mit kleinen Gaben führt hier nicht zum Zwecke, und bringen, wie jede halbe Maaßregel im practischen Leben, mehr Schaden und Verderben. Von den brittischen Aerzten kann man es lernen, wie und in welchen Dosen man das Opium in den Zeiten der Noth und der Gefahr geben muß, wenn man damit Etwas ausrichten will. Starke Maaßregel zum Zwecke des Heils fordert überall der Zustand der Verzweiflung.

In der Regel, in der einfachen Form des delirium tremens giebt man das Opium ohne alle Verbindung für sich allein, mit etwas Magnesia oder Baldrianpulver vermischt. Sind aber die convulsivischen und Krampfanfälle sehr heftig, zeigt sich Sehnenhüpfen und Flockenlesen, ist der, meist in diesem Zustande natürliche, normale Puls gesunken, klein und fadenartig gespannt, dann ist es sehr zweckmäßig, wenn man die Opiumpulver mit Moschus versetzt, etwa 4 Gran Moschus alle 2 Stunden, und mit dem weitern Fortschreiten der Krankheit in steigender Gabe bis zu 10—15 Gran jede zweite Stunde. Die Wirkung des Moschus scheint weniger erregend und ergänzend auf die Hirnthätigkeit zu gehen, sondern er zeigt sich mehr homogen und daher wirksamer auf das Nervenleben in den untern Nervengebilden, zunächst in dem Rückenmark, daher seine große Heilkraft bei Convulsionen und Krämpfen aller Art, die aus einer Krankheit dieses Nervenorgans sich entwickeln, und bei dem Status malignus, paralyticus, bei lähmungsartigen Zeichen, welche auf diese Krampf- und convulsivischen Anfälle folgen und hindeuten auf die sich in wilden Bewegungen erschöpfende Nervenkraft im Rückenmark und seinen Nerven. Auf die Hirnthätigkeit wirkt das Opium mehr unmittelbar und stärker, seine Kraft erhebend und ergänzend. Neben dem Opium und Moschus giebt man zwischendurch, nicht in regelmäßigen Gaben, von dem Aufgusse der rad. Valerian., der fol. Aurant. mit dem Liq. Ammon. succ., um zugleich durch ein mildere nervinum auf das Nervensystem sanft stärkend und beruhigend einzuwirken.

Nächst dem Opium steht in diesem Zeitraume des delirium tremens die Anwendung der Kälte in ihren höhern Graden und wiederholter Anwendung oben an. Am besten paßt hier der Gebrauch in der Form der kalten Uebergießungen, des Sturzbades. Die Kälte muß in dem delirium tremens eine ganz andere Wirkung haben, als in den Entzündungskrankheiten des Gehirns und des Nervensystems und in den Fällen einer Contagion, wo der Entwickelungsheerd des Contagiums, der Proceß der thierischen Giftbildung das Hirn ist, oder andere nervöse Gebilde, oder wo die Exantheme die Richtung zu ihrer höchsten Form nehmen und auf das Gehirn und Nervensystem gehen. Denn die fragliche Krankheit hat ein ganz anderes Wesen, sie ist eine reine Nervenkrankheit ohne die leiseste Spur von Entzündung. In den Entzündungen des Gehirns wirkt die Kälte als unmittelbares Antiphlogisticum, durch Abkühlen der Hitze, welche die Entzündung hervorbringt und zugleich dieselbe nährt durch Entfernung des Blutandrangs, dessen Anhäufung und Stockungen im Gehirn, wodurch die Entzündung unterhalten und ihr Wachsthum befördert wird, schneidet sie der Entzündung die Nahrung ab und hebt dieselbe allmählig vollkommen auf. Bei den Contagionen wirkt die Kälte im wahren Sinne als antidotum, Gift austreibend, als das kräftigste alexipharmacum, indem sie das sich im Gehirn erzeugende Contagium aus dem Hirn und Nervensystem heraustreibt, das Gift hinzieht auf die äußere Haut, und auf dieses Organ seinen Entwickelungsproceß beschränkt. In dieser Bedeutung ist die Kälte ohne Frage und Einschränkung das sicherste und kräftigste Mittel in den höhern Formen der Contagionen und Exanthemen, wo diese in dem encephalitischen und nervösen Character erscheinen, und im Gehirn und nervösen Gebilden sich ausbilden. Das delirium tremens aber beruhet weder auf Entzündung, noch auf Contagienbildung, daher muß hier die Wirkungsart der Kälte eine andere seyn. Wie bei allen Nervenkrankheiten ist ihre Wirkung hier die erschütternde, die durch plötzliche Erschütterung das Leben und die Richtung im Nervensystem und im Gehirn umstimmende; sie wirkt gleichsam erschreckend ein auf diese Gebilde, wendet die umgekehrten und entzweieten Pole um, bringt jeden zu seinem Maaße, zur Ordnung, zu seiner Stuffe zurück und hebt die heterogene Spannung zwischen beiden auf, indem sie gleichsam durch Schreck und Erschütterung das Leben im Gehirn und Nervensystem aus seiner Verwirrung aufschreckt und wieder zur Besinnung bringt. Wie im ersten Zeitraume der Krankheit das Brechmittel auf dem Plexus coeliacus und die Magennerven wirkt, oft die weitere Ausbildung der Krankheit hemmend, auf dieselbe Weise beweiset die Kälte sich heilsam im dritten Zeitraume durch ihre kräftige Wirkung auf das Gehirn, es aus seiner Verwirrung und seinem Taumel erweckend und ihm seine Bedeutung und seine Stelle zurückgebend.

Bei der Anwendung der Kälte in diesem Zeitraume des delirium tremens verfährt man am zweckmäßigsten auf folgende Art: Man setzt den Kranken in ein mild lauwarmes, aber nicht zu heißes Bad; hierauf gießt man ihm absatz- und stoßweise mehrere Eimer von dem kältesten Wasser über den Kopf und den Rücken entlang; dann hebt man ihn in der Wanne auf und gießt in abgesetzten Zügen ihm das kalte Wasser auch auf die Herzgrube, in die Gegend der Präcordien. Sehr zweckmäßig ist es, wenn man gleich und unmittelbar nach dem Bade eine verstärkte Dosis des Opiums, nach Umständen mit dem Moschus, giebt (Op. pur. gr.IV — VI, Mosch. oriental. gr.VI). Unmittelbar nach dem Bade gegeben, ist die beruhigende und besänftigende Kraft viel stärker und zuverlässiger, und in vielen Fällen gelingt es schon auf diese Art, nach einem Bade den Nervensturm zu beschwichtigen, den Schlaf und mit ihm die heilsame Krisis zu bewirken. In heftigen, sehr stürmischen und dringenden

Fällen, bei sehr wilden, tobenden, heftigen Paroxysmen, bei starken Starrkrämpfen und Convulsionen, muß man das Bad öfter am Tage wiederholen und wenigstens zwei Mal täglich anwenden. Außer der Zeit des Bades brauche man die Kälte anhaltend, ohne auszusetzen, fort in Form der kalten Umschläge um den Kopf, wenn es die Jahrszeit gestattet, aus Eis oder Schnee; wo dies nicht ist, aus Essig, mit Salmiak und Salpeter geschärft. Auch in der Herzgrube macht man diese kalten Umschläge.

Mit diesen Heilmitteln reicht man in den meisten Fällen der Krankheit aus, und es gelingt in der Regel, bald den kritischen Schlaf und mit ihm schnelle und gründliche Genesung herbeizuführen. Steigt aber in diesem Stadio die Krankheit zu ihrer höchsten Form, nimmt sie eine andere Natur, einen bösern Character an, verwandelt sich der Character und die Form des Erethismus in den der Bösartigkeit und der Lähmung: dann genügen diese Arzneien nicht mehr, man muß dann zu den stärksten und schnell belebend wirkenden Reizmitteln übergehen, und diese neben jenen in Anwendung setzen. Die äußere Form, worin sich dieser böse Character aufstellt, ist verschieden von der in ihrer einfachen Gestalt; der Habitus der Symptome ist der der Lähmung, der Status pernitiosus, paralyticus; die wilden, tobsüchtigen, rasenden Delirien lassen nach und verwandeln sich in das stille, murmelnde, sanfte Irrereden, die blanden, stillen Delirien; furchtbare Anfälle von allgemeinen Starrkrämpfen und Convulsionen wechseln ab mit einer dummen, ohnmächtigen Betäubung, mit einem tiefen, röchelnden, schnarchenden Sopor, mit dumpfer Gefühllosigkeit und Gleichgültigkeit; der Athem ist röchelnd, rasselnd; der vorher so wilde, ungestüme, heftige, unruhige Kranke liegt jetzt erschöpft in dumpfer Betäubung da; während dieses dumpfen, gefühllosen Sopors und tiefen Betäubung dauert das stille, murmelnde Irrereden fort, das Bewußtseyn scheint ganz erloschen; zuweilen richtet der Kranke plötzlich sich im Bette auf, am ganzen Leibe convulsivisch zitternd, mit dem Habitus paralyticus, mit einem ganz eigenthümlichen, stieren, wilden, aber dabei matten und ohnmächtigen Blicke; die Augen stehen stier, verdreht, die Physiognomie entstellt; darauf bricht meist ein Anfall von Starrkrämpfen und heftigen, allgemeinen Zuckungen aus, und darauf fällt der Kranke bald wieder in den lähmungsartigen Sopor, in die erstarrende Betäubung zurück. In diesem Sopor sind die Hände in unaufhörlicher, convulsivischer Bewegung, in einem anhaltenden Zittern; zitternd sucht der Kranke im Bette umher, zerrt und zupft an den Betten und seinen Kleidern, greift zitternd um sich und glaubt Etwas zu fassen, was nicht da ist; Flockenlesen, Sehnenhüpfen, profus triefende, kalte Schweiße, sehr schneller, kleiner, drath-fadenartiger Puls ꝛc.

In dieser sehr bösen Lage der Dinge sind die zweckmäßigsten Mittel und die einzigsten, von denen man noch Rettung zu hoffen wagen kann:

1) Der Moschus in Verbindung des Opiums, beide in den stärksten Gaben. Daß beide Arzneien den ersten Rang in der Reihe der Nervina behaupten, daß sie vor allen kräftig hinwirken zur Erregung, Belebung, Ergänzung der erschöpften und gelähmten Nerven- und Hirnthätigkeit, das lehrt die Erfahrung aller Zeiten. Der Unterschied in ihrer Wirksamkeit giebt keine wesentliche Verschiedenheit, sondern ist nur begründet in den verschiedenen Richtungen, worin beide ihre Kraft entwickeln. Der Moschus wirkt zunächst be-

lebend und ergänzend auf das basische Wesen und die Kraft in dem untern oder Ganglien-Nervensysteme, das Opium dagegen ist das wahre und echte Cardiacum zur Belebung und Aufregung der Hirnthätigkeit. In dem Krankheitszustande, wo die basische Nervenkraft durch ausschweifende, ihrem Wesen und ihrer Stuffe heterogene Bewegungen, durch wilde Reactionen gegen den excentrischen Pol und die rohe, elementarische Naturkraft in beiden Sphären des Nervensystems erschöpft daniederliegt und dem Zustande der Lähmung nahe ist, da erweiset sich die Verbindung dieser Arzneien als sehr zweckmäßig und wirksam, in abwechselnder Anwendung mit noch andern reizenden und belebenden Nervenarzneien. Man giebt den Moschus in Pulverform, oder als die Tinct. Mosch. aether. (Moschus mit Aether acetic. und sulphuric. ā digerirt), welche Tinctur man noch schärfen kann durch den Zusatz eines ätherischen Oels, des Ol. Cajeput, Valerianae, Menth. pip. ꝛc.

2) Die Flores Arnicae und die rad. Serpentar., rad. Seneg. Vor allen ist die Arnica ein treffliches Mittel in allen den Zuständen, deren inneres Wesen auf einer Erschöpfung und Lähmung der Nervenkraft beruht, die mit dem Status paralyticus, pernitiosus. Freilich darf man allein derselben nicht vertrauen, vorzüglich in einem acuten, hochlebensgefährlichen Zustande; man muß sie immer in Abwechselung geben, in Verbindung und Vermischung mit den durchgreifenden, stärker reizenden Mitteln: man setzt einem Infusum der Flor. Arnicae den Camphor zu in Aether gelöset, oder ein ätherisches Oel; daneben giebt man abwechselnd den Moschus mit dem Opium. Die rad. Serpentar. scheint in diesem Falle weniger passend, sie scheint mehr ihre Zeit und

ihre Stelle in dem Zustande zu haben, wo bei oder nach vorausgegangener Entzündung in den Nerven des Unterleibes, des gastrischen Systems eine Erschöpfung der Kraft in diesen Nervengebilden eingetreten ist, ein paralytisches Wesen, woraus sich denn die Form der Colliquation entwickelt und worin der Status putridus begründet zu seyn scheint. Die rad. Senegae ist vor allem in den Fällen passend und angezeigt zu der Zeit, wo ein hervorstechendes, paralytisches Leiden der Lungen zugegen, wo der Athem röchelnd und schleimrasselnd ist, der Athem eng und beklommen geht, als Zeichen von eintretender Lähmung in den Nerven der Lunge; man verbindet sie mit dem Liquor Ammon. succ. am zweckmäßigsten. Man darf aber dabei die Anwendung der kräftigen Mittel nicht versäumen und unausgesetzt mit dem Moschus und Opium fortfahren.

3) Die ätherischen Oele. Diese Mittel gehören gewiß mit zu den kräftigsten zur Belebung, Erweckung und Erregung der unterdrückten, gelähmten, erschöpften Hirn- und Nerventhätigkeit. Man wähle unter ihnen in dieser Form des delirium tremens diejenigen aus, welche die nächste Homogenität zu dem Nervenwesen haben, und welche in unmittelbarer Beziehung zu dem Gehirn und Nervensystem stehen, seine Kraft belebend und ergänzend. Denn die verschiedenen ätherischen Oele haben auch eine verschiedene Richtung zu den Systemen und Organen; einige wirken speciell zur Belebung und Erweckung der erschöpften und gelähmten basischen Kraft in lymphatischen Gebilden, andere mehr auf das Blutgefäß- oder Nervensystem, so z. B. das oleum Juniperi ex baccis aether. mehr zur Belebung der erschöpften Kraft in den Schleimhäuten und lymphatischen Gebilden, so das oleum

Cajeputi, Cinnamomi mehr zur Erweckung der erschöpften Nervenkraft in den Nervengebilden des gastrischen Systems, in der Form des Status putridus. In dieser bösen, paralytischen Form des delirium tremens passen vorzüglich die, welche die unmittelbare Richtung auf das Gehirn- und Nervensystem eigenthümlich haben; vor allem das oleum Valerianae, ol. Chamomillae, ol. Menth. pip. Man giebt diese ätherischen Oele in Aether gelöset, oder Zucker stark damit getränkt, in Verbindung mit den Aufgüssen der Flor. Arnicae, rad. Senegae, oder man wendet sie für sich allein in Aether gelöset zwischen den andern Arzneien an. Als Oelzucker, nach der offiziellen Vorschrift gereicht, ist die Dosis viel zu klein bei diesem bösen, verzweifelten Zustande; z. B. folgende Formel:

Rec. Flor. Arnicae unc.j. inf. c. Aq. commun. ferv. s. q.
digere p. hor.j. colat. unc.vj. adm.
Aether. sulphuric. dr.vj.
ol. Valerian. aether. in Aether. solut. scr.j.
Liquor. Ammon. succ. dr.j.

Hievon alle Stunde oder jede zweite Stunde einen Eßlöffel voll. Auch kann man diese ätherischen Oele mit der Tinct. Mosch. aether. verbinden, und tropfenweise als Zusatz zu dem Aufgusse der Arnica geben.

4) Der Phosphor. Die Wirkungsart dieser Arznei ist noch sehr problematisch und nicht wissenschaftlich bestimmt; man verordnet ihn ohne wissenschaftliche begründete Anzeige, nicht auf einer rationellen Weise, sondern auf dem rein empirischen Wege. Wahrscheinlich liegt seine Heilkraft darin, daß er selbst thierischen Ursprungs dem Wesen der thierischen Materie analog ist, und in seiner Beziehung zum Organis-

mus dem Moschus ähnlich ist, nur mit dem Unterschiede, daß der Phosphor als ein thierisches Product von höherer, von schärferer Natur, und gleichsam, wenn der Ausdruck erlaubt ist, durch feinere, weiter getriebene und wiederholte Destillation der thierischen Materie gewonnen und erzeugt, heftiger und reizender auf das Organische einwirkt. Als ein Erzeugniß der Verwesung der animalischen Materie, der Fäulniß, zeigt er seine elementarische Natur, seine thierische Abkunft, und bewährt sich als ein Product der Metamorphose des thierischen Lebens in seiner höchsten Entwickelung, in seiner Auflösung und Rückbildung in seine elementarischen Stoffe, in seine Urbestandtheile. Die Phosphorescenz der thierischen verwesenden Körper ist wahrscheinlich Product und Zeichen von der Auflösung der Nervenmaterie, von ihrer Rückverwandlung und Zersetzung in ihre Elemente und Grundstoffe, oder vielmehr von ihrem Rückgange in die elementarische Natur. Daher finden wir diese Phosphorbildung, diese Phosphoreszenz der thierischen Körper schon während des Lebens, in den Krankheitszuständen, deren Wesen in einer Zersetzung und Verwandlung der Nervenmaterie in ihre elementarische Natur gegründet ist, vorzüglich in den so bösartigen Fiebern, die durch die allgemeine Colliquation, durch die Form des Status putridus bezeichnet sind, und deren Wesen in einer elementarischen Auflösung der Nervenmaterie im Gangliensystem und zunächst in den Nerven der Eingeweide begründet ist. So beobachten wir auf der Höhe des Typhus, kurz vor oder während der Krisis, oder kurz vor dem tödtlichen Ausgange, in einem dunkeln Zimmer ein Leuchten des Körpers, er scheint umflossen von einer leuchtenden Atmosphäre; so ist der durchdringende, scharfe Phosphorgeruch in dem bösen fauligten Urinfieber, in der Febris putrida urinosa in der Nähe des Kranken sehr auffallend, stechend, und oft unerträglich.

In dieser Bedeutung zeigt der Phosphor eine analoge Beziehung und eine unmittelbare Verwandtschaft zu dem Nervensysteme und zu dem Gehirne, weil er ein wesentliches Element der Nervenmaterie, als des Grund- und Urstoffs aller Thiermaterie und aller animalischen Metamorphose, ist. In dieser Beziehung muß nach dem Gesetze: daß das Gleiche überall sein Gleiches hervorruft, bekräftigt und sich fortsetzt in ihn, seine Wirkung unmittelbar auf das ihm am nächsten verwandte, auf das Gehirn und Nervensystem, gerichtet seyn, seine sich auflösende Materie ersetzend, ergänzend, zusammenhaltend, seine erschöpfte Kraft erregend und wieder belebend. Auch die Beobachtung bestätigt diese Ansicht, und belehrt uns von den Zuständen und von der Zeit, wo der Phosphor in den Krankheiten seine Stelle und seine Anzeige hat. Nur in einem hohen Grade von Lähmung, von Erschöpfung des Gehirns und Nervensystems, nur unter den Zufällen und Zeichen der nervösen Colliquation, der Rückverwandlung und Auflösung der Nervenmaterie aus seiner organischen Natur in die elementarische, hat der Phosphor seine Zeit und seinen Platz. Unter den Nervenarzneien zur Ergänzung und Belebung der sich zersetzenden Nervenmaterie, der erschöpften und gelähmten Nervenkraft, hat der Phosphor vielleicht den ersten Rang und steht noch über dem Moschus, weil er das Product einer höhern und spätern Metamorphose der Thiermaterie ist. Vielleicht hat er die Bedeutung des kräftigsten und feinsten Nervinum, versteht sich nur im Zustande der höchsten Erschöpfung des Nervenlebens, der Auflösung der thierischen Urmaterie. Dieß hat die Erfahrung gelehrt, und die Jahrbücher der Praxis haben der Fälle viele aufgezeichnet, wo in den lebensgefährlichsten, hoffnungslosesten, verzweifeltesten Krankheitszuständen, bei Symptomen von der bösesten Art der Phosphor noch Hülfe und Rettung gebracht. Es versteht sich von selbst, daß er zu der Zeit in den Nervenkrankheiten nicht angewandt werden darf, wo sich noch irgend eine Spur, ein Zeichen von Erethismus, von Reizbarkeit zeigt, hier würde er zerstörend wirken; nur die höchste Erschöpfung, nur ein hoher Grad von Lähmung im Nervensysteme, nur die beginnende Auflösung gestatten seinen Gebrauch. Der Verf. gesteht aufrichtig, daß er sich immer nur erst dann zu dem Gebrauche des Phosphors entschlossen hat, wenn ihm alle Hülfe, jede Rettung unmöglich schien, wenn es seine feste Ueberzeugung war, daß rettungslos der Kranke verloren war. Aber er hat mehrere Fälle, wo in den bösesten Zuständen, wo er an aller Rettung verzweifelt war, der Phosphor Heil und Hülfe brachte. Die Epidemie der fauligten Nervenfieber im Spätsommer des Cometenjahrs 1811 gab ihm häufig Gelegenheit zum Gebrauch des Phosphors, da das Wesen dieser Seuche im hohen Grade bösartig war, und ausgezeichnet die Anlage zur fauligten Colliquation und elementarischen Auflösung der thierischen Materie. Nicht selten und in auffallenden Beispielen hatte hier der Phosphor den gar nicht gehofften, glücklichsten Erfolg, und brachte Hülfe, wo menschliche Einsicht an keine Rettung mehr zu denken, keine Genesung mehr zu hoffen wagte.

Bei der Anwendung einer so kräftig, so durchdringend und eingreifenden Arznei bedarf es der genauesten Vor- und Umsicht. Man gebe ihn nie anders, als nur in den für ihn geeigneten Zuständen, wo die andern Mittel nichts mehr leisten, wo die Noth am größten und die Gefahr am höchsten gestiegen ist. Man verordne ihn nur in der sorgfältigsten, genauesten Auflösung. Man verschreibe ihn entweder in der Form einer Emulsion vorsichtig und genau in Mandelöl, ol. Amygd. dulc. rec. express., oder sorgfältig aufgelöset in einem ätherischen Oele mit Aether versetzt. Sicherer und leichter löset der Phosphor sich auf in einem ätherischen Oele, besonders in dem oleum animale aether., als im bloßen Aether:

Rp. Phosphor. gr.jj. solv. exactissime c.
Ol. animal. aether. Valerian. ver. ā dr.j.
Aether. sulphuric. dr.jj.
M.

Hiervon giebt man jede Stunde, in sehr dringender Gefahr jede halbe Stunde, 10 — 15 Tropfen in Mandelmilch oder in dem Phosphorwasser, aqua Phosphorata, d. h. Wasser, worin eine Zeitlang Phosphor aufbewahrt, und giebt die Mandelmilch zum Nachtrinken.

5) In diesem bösen Zustande des delirium tremens paßt zum äußern Gebrauche die Kälte nicht mehr; an die kalten Uebergießungen, überhaupt an das Baden, ist hier nicht mehr zu denken. Es steht nicht mehr die Aufgabe zu lösen, das in sich entzweiete, in seinen Polen getrennte und in wilde Bewegungen ausschweifende Nervensystem zu beruhigen, durch eine plötzliche, aufschreckende Erschütterung umzustimmen und in die normale Richtung zu leiten, sondern vielmehr die erschöpfte und in Lähmung dahinsinkende Nervenkraft zu erwecken, zu beleben, die sich auflösende und in ihre Elemente zerfallende Nervenmaterie zu ersetzen und

ergänzen. Man darf aber in diesem hochgefahrvollen Zustande den Gebrauch äußerer Mittel nicht versäumen; man wende solche an, die reizend, erregend auf das Nervensystem einwirken. Vorzüglich passen hier reizende, ableitende Mittel, aber in der schärfsten und am schnellsten wirkenden Form. Scharfe Senfteige, mit Pfeffer, Ingwer, Salmiak verstärkt, an verschiedenen Stellen, an den Waden, Schenkeln, vorzüglich in der Präcordialgegend, und man lasse dieselben so lange liegen, bis die Stelle stark geröthet und excoriirt ist. Wegen der großen, lähmungsartigen Unempfindlichkeit und Gefühllosigkeit des Kranken müssen diese Synogesmen in der Regel lange liegen, ehe sie ihre rothmachende Wirkung hervorbringen. Der Verf. hat es in mehreren Fällen beobachtet, daß in diesem Zustande die schärfsten Senfteige länger als 48 Stunden aufgelegen, bevor sie Wirkung gezeigt. Auch bringe man die schärfsten, blasenziehenden Pflaster bis zur vollständigen Wirkung in Anwendung, z. B. in folgender Form:

Rec. Emplastr. Cantharid. Tinct. Cantharid.
Pulv. ejusd. $\widehat{a}$ q. s. Empl.
ad consist. Unguenti.

Außerdem verordne man oft wiederholte Waschungen des ganzen Körpers mit spirituösen Sachen, mit Camphor., Liq. Ammon. caustic., dem Sal volatile oleosum Sylvii versetzt, mit Spirit. Angelicae oder Mastichis composit. geschärft durch den Zusatz von ätherischen Oelen, ol. Rorismar. ol. Sabinae, Juniper. Cajeput. der Mixtura oleoso-balsamica. In die Präcordien und auf den abgeschornen Kopf tröpfele man von einer gewissen Höhe herab Essig oder Schwefeläther — kurz man versäume nichts, was rasch und kräftig durchdringend dahin wirken kann: die erschöpfte und gelähmte Nervenkraft zu erwecken, durch homogenen Reiz zu erregen und zu beleben; denn die Gefahr ist drohend und nahe, die Noth und Verzweifelung des Lebens sind groß, und starke, rasche, entschlossene Maaßregeln sind dringend gefordert und thun Noth.

Nach den einfachen und gelindern Fällen bedarf es in der Reconvaleszenz keiner stärkenden Nachkur; in der Regel erwacht der Kranke aus dem kritischen Schlafe meist vollkommen genesen, die Delirien, das Zittern, das hastige, unruhige Wesen, ist mit einem Male verschwunden; bald stellt sich der Appetit wieder ein und ist oft ungewöhnlich stark, und außer dem Gefühle einer leichten Schwäche klagt der Kranke keine Beschwerden. In der höhern Form und in den schwereren Fällen geht die Genesung nicht so schnell, sondern langsamer und mehr allmählig; sie ist noch nicht entschieden durch einen kritischen Schlaf, sondern die Krisis und vollkommene Entscheidung geht hier in mehreren Absätzen vor; der kritische Schlaf ist hier auch nicht so tief und anhaltend und lange dauernd, wie in den leichtern Fällen, sondern der Kranke schläft nur einige Stunden, daher nehmen die Zufälle nur allmählig ab und verschwinden nicht mit einem Male. Nach der Abnahme der Symptome und im Verhältnisse zu derselben tritt auch eine Veränderung in der Heilmethode ein; bei erfolgender Besserung darf man nicht sofort das Opium ganz aussetzen, aber mit der Quantität der Gabe abbrechen, und diese nach und nach vermindern; man fällt mit der Dosis in demselben Verhältnisse allmählig, wie man damit gestiegen ist, und giebt jede folgende Stunde weniger, als in der vorausgegangenen. Am bequemsten ist zu diesem Zwecke der Gebrauch der Tinctura Opii; man setzt das Mittel in Substanz aus und giebt bloß die Tinctur, und bei fortschreitender Besserung geht man tropfenweise mit der Dosis herunter und giebt jede Stunde einen, und nach Umständen mehrere Tropfen weniger. Unter den Symptomen verschwinden die Delirien zuerst, aber der Habitus tremulentus, das Zittern der Glieder, die zitternde Schwäche, das hastige, unruhige Wesen, bleibt länger zurück; auch der Appetit fehlt und äußert sich mehr als ein reizender, schnell zu sättigender Heißhunger; der Kranke klagt über große Schwäche, über unruhigen, durch Träume und Schreckbilder unterbrochenen Schlaf; zuweilen dauert die Schlaflosigkeit in dem Zeitraume der Reconvaleszenz noch eine Zeitlang fort, so daß bei der größten Müdigkeit der Kranke nicht zum festen Schlafe kommen kann, sondern nur in einen leichten, unruhigen Schlummer fällt, in eine Art von Halbschlaf, woraus er oft und bald wieder erwacht.

Alle diese Zeichen deuten hin auf eine zurückgebliebene, erhöhete, krankhafte Spannung und Reizbarkeit des sich aus seiner Erschöpfung erhebenden, aus seiner lähmungsartigen Betäubung erwachenden Nervensystems. Man soll daher unter diesen Umständen das Opium noch nicht ganz und mit einem Male aussetzen, sondern es fortgeben nur in kleinerer und allmählig fallender Dosis; dabei soll man die Anwendung der mildern, leichtern Nervina nicht versäumen, wozu vor allem die rad. Valerianae passend ist. Dabei sehe man auf Stärkung der Verdauungsorgane durch die Anwendung der tonica und amara; man gebe bittere Extracte, magenstärkende Elixire, das Elixir. Aurantior. composit., balsamic. Hoffm., das Extract. Quassiae, Millefol. cort. Aurant. Cardui bened. in einem Infus. rad. Valerian.

Man regle sorgfältig die Diät, verordne leichte, nährende Speisen, gut gebratenes Fleisch, Fleischsuppen; man gebe dem Kranken öfter zu essen, aber gestatte ihm immer nur kleine Portionen auf ein Mal; ein alter, feuriger, aber säurefreyer Wein ist in mäßigem Genusse jetzt zu empfehlen, auch ein gutes, bitteres Bier. Oft quält in diesem Zeitraume der Genesung eine hartnäckige, anhaltende Magensäure, ein Sodbrennen mit Klopfen und Brennen in den Präcordien, mit einem anhaltenden Speichelflusse; ein Zufall, der hier oft dem sonst so bewährten Mittel widersteht. Am wirksamsten gegen dieses hartnäckige und so lästige Symptom kennt der Verf. kein wirksameres Mittel, als folgende Pillen:

Rec. Kal. carbonic. unc.ß. Pulv. rad. Rhei dr.jj.
Pulv. Gm. Asae foetid.
Fell. bovin. rec. inspiss. ā dr.jjj.
Extr. Quassiae q. s. f. pill. p. gr.jj.
Consp. c. pulv. rad. Valerian. sylv.

Hiervon nimmt der Kranke alle 2 Stunden 10—15 Stück. Das Wesen dieses lästigen Zufalls beruhet auf einer krankhaften, erhöheten Reizbarkeit in den Nerven des Magens, mit einer Entartung und Schärfe der gastrischen Säfte, als Folge des unordentlichen, unmäßigen Genusses des Brandtweins, zuweilen verbunden wohl mit einer organischen Entartung des Pancreas. Als zweckmäßiges Getränk empfiehlt sich unter diesen Umständen vorzüglich das Geilnauer oder auch das Selterser Wasser, welche eine bestimmte Wirksamkeit haben gegen die krankhaft-erhöhete Reizbarkeit in den Magennerven, vermöge ihres Gehalts an Kohlensäure.

Bei alten Säufern, in den spätern Perioden des schon

alternden Lebens, nach mehrern Anfällen des delirium tremens, bleibt eine chronische, hartnäckige Schwäche und krankhafte Beschaffenheit in dem gastrischen Systeme, in den Verdauungsorganen zurück. Die Verdauungsbeschwerden sind anhaltend und hartnäckig in mannichfaltigen Zufällen wechselnd, bald völliger Appetitmangel, bald quälender, aber leicht zu befriedigender Heißhunger, saures Aufstoßen, Sodbrennen, vermehrte Speichelsecretion, von ganz dünnflüssiger, wäßrigter Beschaffenheit, Druck in den Präcordien, das Gefühl von Schwere darin, aufgetriebener, harter Unterleib, Blähungen, bald Verstopfung des Stuhls, bald Durchfall mit dünnflüssigen, wäßrigten Excrementen, mit dem Gefühl allgemeiner Schwäche, der Habitus und das Ansehn zeigt sich cachectisch, abmagernd, auszehrend, die Gesichtsfarbe schmutzig, aschgrau, gelblicht, matt, dabei später ödomatisches Anschwellen der Füße ꝛc. Das Wesen dieses Zustandes ist meist begründet in einem Leiden der Leber, in krankhaften Metamorphosen dieses Organs, in heimlicher, chronischer, schleichender Entzündung derselben, in Entartungen ihrer Substanz, Vereiterung, partieller Verhärtung, die langsam schleichend sich allmählig und langsam bei fortdauernder oder gleichzeitiger chronischer Entzündung von einem Theile des Organs auf den andern verbreitet mit allmähliger Zunahme und Verschlimmerung der Krankheit. Bei diesem Leberleiden entartet die Galle und die andern gastrischen Säfte; sie verderben, werden von roher, scharfer Natur, und entfremdet dem milden organischen Wesen, woraus sich dann die Krankheitszufälle entwickeln. Dieser Zustand enthält offenbar die Anlage zur Wassersucht, die sich früher oder später daraus zur vollständigen Form bildet, als der gewöhnliche Ausgang der Krankheiten, die bei alten Säufern aus dem Mißbrauche des Brandtweins entstehen.

Dieser Krankheitszustand ist langwierig und hartnäckig, dauert Monate, Jahre hindurch, seine Behandlung schwierig. Die Heilanzeige ist aus dem Wesen und dem Heerde der Krankheit, der Natur ihres Organs, zu entnehmen. Man wirke daher, die erschöpfte Verdauungskraft zu erheben und zu stärken, die Metamorphosen und organischen Ausartungen in der Leber zu entfernen, ihre sich verwandelnde, auflösende Substanz wieder zur normalen Beschaffenheit zurückzuführen, die ausgearteten, der organischen Natur heterogen gewordenen, scharfen Verdauungs- und gastrischen Säfte zu verbessern, zu verjüngen, dem organischen Wesen wieder zu homogenisiren. Für diesen Zweck passen im Allgemeinen die amara, tonica, die bittern Extracte. Hiebei nehme man das ursprüngliche und hervorstechende Leiden der Leber mit in Rücksicht, und gebe solche Arzneien, welche vorzüglich und in eigenthümlicher Richtung auf Verbesserung der Beschaffenheit der Leber und der Galle hinwirken. Hieher gehören zunächst die seifenartigen, auflösenden Extracte in starken Dosen, in anhaltend fortgesetztem Gebrauche; dieß sind die wahren Galle-verbessernden Mittel, denen das specifike Vermögen einwohnt, die scharfe Galle zu organisiren, ihre scharfe Natur zu mildern, die entartete und verdorbene der organischen Natur wieder zu homogenisiren, die verdorbene Leber zu verbessern und so ihre Function wieder zu beleben und zu bekräftigen. Auf dieser Stuffe in der Reihe der Arzneimittel stehen: das Extract. Chelidon. maj. in starken Gaben, täglich zu unc. jjj—IV; man hat ohne Ursache starke Dosen dieses Extracts gefürchtet, weil man ihm giftige, scharfe, narcotische Eigenschaften beilegt, aber ganz mit Unrecht; es wirkt milde, auflösend, stärkend auf die Leber und das Pfortadersystem, und weder drastisch, noch narcotisch. Bei den so häufigen Unterleibskrankheiten in den Stuffenjahren des männlichen Alters, deren Wesen auf Anhäufung, Stockungen, Ausartungen der Säfte im Pfortadersysteme beruhet, deren Folge abnorme, organische Bildungen sind, häutige, polypöse, knotenartige Schleimconcremente, die Infarctus, ist das Extract. Chelid., verbunden mit dem Kali acetic., die erste und Hauptarznei; anhaltend und in starken Gaben verordnet. Bei den chronischen Krankheiten des gastrischen Systems ist es ein Lieblingsmittel des Verf.; er verordnet es täglich, aber immer in großen Gaben, wenigstens unc.jjj. in 24 Stunden. Auf diese Weise richtet man viel damit aus und heilt oft in Kurzem die hartnäckigsten und langwierigsten Krankheiten, die ihren Sitz im Systeme der Pfortader und der Leber haben. Neben dem Extract. Chelidon. maj. steht das Extract. Taraxac. nur etwas milder und schwächer in der Wirkung, wenn es gleich dieselbe Richtung verfolgt; dann das mildeste, die scharfen gastrischen Säfte einhüllende, versüßende Extract. Graminis, das Extract. Saponar. Cardui bened. Millefol. als bittere Stomachica und Adjuvantia. Ferner ein Hauptmittel in den chronischen Krankheiten der Leber und den Stockungen und Verderbnissen der Säfte in dem Systeme der Pfortader; das Kali acet. es wirkt specifik auflösend auf die Stockungen, verbessernd und organisirend auf die ausgearteten Säfte, und gelinde abführend die verdorbenen, häutigen, polypösen Schleimmassen. Noch gehören zu dieser Stuffe in der Heilmittelreihe: die frische Ochsengalle, die Asa foetid., das Gm. ammoniac. bei einem abgestumpften, torpiden Zustande dieser Organe und davon abhängenden trägen Umlauf der Säfte, woraus diese Stockungen und Entartungen entstehen; die Asa foetida vorzüglich in den Fällen, wo krampfhafte Zufälle des gastrischen Systems, wo eine erhöhete Reizbarkeit der Nerven desselben, hypochondrische Verstimmung mit diesem Krankheitszustande verbunden sind. Zwischendurch die Anwendung der Visceralclystiere nach Kämpf, obige Extracte in schleimigten, milden Abkochungen.

Man verschreibt diese Mittel in einer zweckmäßigen Verbindung, z. B. das Extract. Chelidon. Taraxac. ā unc.jjj — IV. Kal. acet. unc.ß. Extract. Gramin. unc.IV. und setzt so viel Tinctura Rhei aquos. dazu, daß die Arznei die Form und Consistenz eines Mellago erhält; dazu setzt man eine Dosis von dem Spiritus muriatico-aether. und läßt davon jede zweite Stunde 2 Eßlöffel voll nehmen. Dabei läßt man etwa früh und Abends eine Dosis Pillen nehmen aus Asa foetid. Foll. Tauri. Gm. Ammon. bei Anlage zu Verstopfungen des Stuhls und zu Schleimanhäufungen mit einer Gabe von der Rhabarber versetzt. Zum äußerlichen Gebrauche verschreibe man flüchtige Salben, und vorzüglich das Ungt. Hydrargyr. ciner. in die Lebergegend einzureiben, mit Ol. Juniper. Sabin. Cajep. dem flüchtigen Ammonium versetzt.

Oft liegt diesem krankhaften Zustande des gastrischen Systems eine verborgene, chronische Entzündung der Leber zum Grunde, und diese entsteht in wiederholten Anfällen zu verschiedenen Zeiten während der Ausbildung und des Verlaufs dieser krankhaften Metamorphosen in der Leber und im Pfortadersystem, in der Art, daß bei gleichzeitiger partieller Verhärtung und Vereiterung einzelner Stellen in andern eine heimliche Entzündung sich bildet, bei fortdauernder Anhäufung, Stockung, Ausartung der Säfte im Pfortadersystem. Man erkennt diesen Zustand aus folgenden Zeichen: es stellen sich schwache, unregelmäßige, vorübergehende Fieberzufälle ein, vorzüglich flüchtige Schauder mit fliegender Hitze, flüchtiges Brennen der Backen und der flachen Hände, Anfälle von Cardialgien mit Würgen und galligtem oder schleimigtem Erbrechen, mit Druck und Angst in den Präcordien, schmutziger, gelb, braun belegter Zunge; in der Lebergegend ist das Gefühl von einem stumpfen Schmerze, von einer Schwere und Drucke; äußerlich erscheint sie aufgeschwollen und hart, beim Drucke schmerzhaft, das Liegen auf der linken Seite ist schwer, macht beklommen und engen Athem; dabei die Zeichen des Icterus, der saffranfarbige, sparsame Urin, die trägen, hellen, verhärteten weißen Stühle rc.

Dieser heimlichen, schleichenden Leberentzündung muß man rasch begegnen; denn je länger sie andauert, je weiter sie sich ausbreitet, desto schneller und in desto weiterm Umfange nehmen auch die organischen Ausartungen und Metamorphosen in der Leber und in den gastrischen Säften zu, desto eher und gefahrvoller bildet die Anlage zur wirklichen Wassersucht und zuerst zur Ascites aus. Sind starke Zeichen von Saburra im Magen da, das Brechen anhaltend, das Ausgeleerte bitter, galligt, die Zunge sehr dick, gelb, braun belegt, die Präcordien sehr aufgetrieben und gespannt, dann verordne man zuerst ein leichtes Brechmittel aus der Ipecacuanha mit dem Tartus. stibiat. Aber das Hauptmittel gegen diese chronische Hepatitis occulta ist und bleibt das Quecksilber, das Hydrargyr. muriatic. mite. Dieses verordne man so fort, in steigender Gabe und so lange, bis sich die eigenthümliche Krisis dieser Entzündung, die galliosen, copiösen Stühle einstellen, mit den Ausleerungen von verdorbenen gastrischen Stoffen, von polypösen, häutigen, schleimigten, schwarzen, blutigen Afterbildungen vermischt, bis die auffallenden Zufälle der Entzündung und die icterischen Erscheinungen verschwunden sind. Innerlich verschreibe man das Calomel und verbinde zugleich damit die äußere Anwendung des Quecksilbers, indem man das Ungt. Hydrargyr. ciner. mit Camphor versetzt, in die Lebergegend einreiben läßt. Speichelfluß hat man nicht zu fürchten, denn dieser erfolgt nicht beim Gebrauche des Quecksilbers, so lange die Entzündung fortdauert, und entsteht erst dann, wenn das Mittel zur unrechten Zeit, zu spät und zu lange fortgesetzt gegeben wird, und wenn die galliosen Stühle ausbleiben und im Gegentheil beim Gebrauch des Quecksilbers Verstopfung statt findet. Deßwegen ist es in allen den Fällen, wo man das Calomel in starken Dosen und anhaltend gebrauchen muß, und wo dabei Stuhlverstopfung zugegen ist, sehr zweckmäßig, wenn man zwischendurch eine Dosis eines gelinden, salzigten Laxiermittels verordnet; dadurch bauet man am sichersten dem oft so beschwerlichen Speichelflusse vor. Dieß verordne man auch in dem gegenwärtigen Falle: eine Portion des Infus. Sennae composit. mit Kali acetic., oder Bittersalz, mit der Tinctura Rhei aquos. Während der Dauer dieser chronischen Hepatitis setze man die vorigen Arzneien aus und gehe erst dann wieder zu ihrem Gebrauche zurück, wenn die Zeichen der Entzündung vollkommen verschwunden sind und dieselbe sich kritisch entschieden hat.

Dieß ist das, was die Kunst im Verlaufe des delirium tremens zu thun und zu befolgen hat. Wohl in den meisten Fällen wird bei dieser Heilmethode die Krankheit einen guten Ausgang nehmen, und selbst in den heftigsten Formen darf man keinen tödtlichen Ausgang fürchten; bei richtiger und kräftiger Behandlung wird dieser in dieser Krankheit gewiß zu den Seltenheiten gehören. Die Erfahrung hat hievon dem Verf. die Ueberzeugung gegeben. Der böse, tödtliche Ausgang, wovon uns manche Beobachtungen berichten, ist nicht gegründet in der bösen Natur der Krankheit, sondern in der verkehrten und unglücklichen Ansicht, die man von ihrem Wesen gefaßt und wonach man einen unrechten Heilplan entwarf und durch hier ganz unpassende Mittel ausführte. Man sprach das Wesen des delirium tremens als eine Hirnentzündung aus und behandelte die Krankheit als eine solche; die Meisten von denen, die in einem Anfalle des delirium tremens gestorben, sind gewiß nicht als ein Opfer der Krankheit, sondern vielmehr der verkehrten Behandlung gefallen. Der Irrthum, die Verwechselung des delirium tremens mit der Encephalitis ist leicht und allerdings zu entschuldigen, da bei dem Innern so ganz verschiedener Wesen der Krankheit sich in der äußern Form, in dem Bilde der Zufälle sich beide so ähnlich sind. Nimmt man aber Rücksicht auf das vorausgegangene Leben des Kranken, auf seine sündhafte Gewohnheit, auf den Verlauf der Krankheit, auf ihren Typus, auf ihre, in allen Fällen, zu jeder Zeit, bei der größten Verschiedenheit der Diathesis annua sich gleichbleibende, immer und überall feststehende Form, dann ist es nicht schwer, ihr Wesen zu verkennen. Die Hirnentzündung tritt unter verschiedenen Formen und Characteren auf, ihr äußeres Bild, die Zufälle sind hienach verschieden; es giebt mehrere Formen der Encephalitis, je nachdem der Sitz der Entzündung mehr in diesem oder zunächst in jenem Hirngebilde ist; die Symptome nehmen zu, wachsen, der Grad ihrer Heftigkeit steigt im spätern Verlaufe, so wie die Entzündung sich räumlich weiter ausbreitet; die Charactere der Entzündung sind verschieden theils nach dem Grundgebilde im Gehirn, was ursprünglich und zunächst den Heerd ihrer Entwickelung giebt; es ist ein großer Unterschied, ob die Entzündung ihren Sitz hat in der harten Hirnhaut, in der weichen oder in der Arachnoidea, oder ob sie sich oberflächlich beschränkt, oder tief eindringt in die Hirnsubstanz; theils gründet sich diese Verschiedenheit in der herrschenden allgemeinen Grundlage aller Krankheiten zu einer bestimmten Zeit, der Grundcharacter aller Formen, in der Diathesis stationaria, wonach die Hirnentzündung in einer Reihe von Jahren vorzüglich den mehr nicht entzündlichen, synochalen Character zeigen wird; in einem andern Jahrescyclus mehr den nervösen; colliquativen; in einem dritten mehr den galliosen, gastrischen. Ferner hängt diese Characterverschiedenheit der Encephalitis ab: von den climatischen Veränderungen in dem Leben der Erde, von dem Wechsel der Jahrszeiten, von der Diathesis annua, je nachdem diese sich mehr hinneigt zum Status inflammatorius, oder bilioso-gastricus, oder nervosus. Denn die diathesis annua ist das in kleinen Umläufen, was die Stationaria, der Morbus stationarius in einem größern und weitern Cyclus, in einem allgemeinern Umlaufe; wenn jener die allgemeine Grundlage für den Krankheitscharacter der Jahrszeiten enthält, so diese die für die Krankheiten auf eine Reihe von Jahren.

Ganz anders verhält es sich mit dem delirium tremens; nicht wechselnd, nicht veränderlich ist sein Character, seine Form, immer und überall sich gleichbleibend und feststehend in allen Fällen und zu allen Zeiten; in festen, bestimmten Zügen sind seine Zufälle gezeichnet, immer sich gleich, überall dieselbe; unabhängig entwickelt es sich sowohl von der Diathesis annua, als von der Stationaria. Diese sind ohne Einfluß darauf und haben nicht das Vermögen, weder seine Natur, noch seine Form zu verändern; es ist im strengsten Sinne ein Morbus sui generis, specificus, genau begrenzt und in steter, strenger, sich immer gleicher, unveränderlicher, feststehender Form abgeschieden. Wenn jede andere Krankheit, jede hitzige oder chronische, dem allgemeinen Zuge folgt und sich in der Richtung und in dem Character entwickelt, den die Diathesis stationaria oder annua verfolgt und vorschreibt, so bildet sich ganz frei und unabhängig davon das delirium tremens in seiner bestimmten, eigenthümlichen Form und beständigen Zufällen aus. Wie überall und immer, unabhängig von jeder Jahrs- oder Zeiten-Krankheitsanlage, jede Vergiftung ihre bestimmten und eigenthümlichen Symptome und Zeichen entwickelt, wie sie sich immer gleichbleibend in ihrer abgeschiedenen, scharf begrenzten Form und Zufällen erscheint, so auch das delirium tremens; denn das Element und die Anlage, woraus es sich bildet, ist ein bestimmtes, überall dasselbe, ein bestimmtes Gift, und die ganze Krankheit nichts anders, als die Entwickelung eines Vergiftungsprocesses, ein Streben der organischen Natur, durch Reaction das Gift ihrem Wesen zu verähnlichen, auszuscheiden und so die heterogene, giftige und vergiftende Wirkung aufzuheben. Wie das mineralische oder vegetabilische Gift sich zu den Krankheitsursachen verhält, die gegründet sind in dem organischen, dem climatischen, dem thierisch-contagiösen, dem miasmatischen Elemente, so daß das delirium tremens zu den Entzündungen und Fiebern, welche in jenen Elementen ihren Saamen und ihre Wurzel haben.

Es kommen allerdings Hirnentzündungen vor, die in der äußern Form und in den Symptomen sehr genau mit denen im delirium tremens übereinstimmen und seinem Bilde gleichen. Man findet in dieser Art der Encephalitis alle die Zufälle und Zeichen, die dem delirium tremens wesentlich und so ganz eigenthümlich zukommen: die Delirien, das Zittern, die Krämpfe und Zuckungen, aber was hier die wesentliche Verschiedenheit deutlich zeigt, das ist der gänzliche Mangel des Fiebers beim delirium tremens, da in keinem Falle eine Encephalitis, wie überall keine Entzündung, ohne Zeichen von Fieber entstehen und bestehen kann. Im ganzen Verlaufe des delirium tremens beobachtet man auch nicht die leiseste Spur von Fieber, weder etwas Typisches, noch Hitze, noch Frost; der Puls ist von ganz regelmäßiger, natürlicher Beschaffenheit, in Nichts abweichend von dem gesunden und normalen. Bei jeder Hirnentzündung ist Kopfschmerz, heftiger oder mehr stumpfer, drückender, im Anfange, wie im ganzen Verlaufe; bei dem delirium tremens keine Spur von Kopfweh, weder im Anfange, noch auf der Höhe, keine Betäubung und dergleichen. Bei der Encephalitis ist die Haut trocken und dürr, bei dem delirium tremens trieft sie von profusen Schweißen. Bei der Encephalitis wechseln die Anfälle der ungestümen, wilden, heftigen Delirien, die Ausbrüche wilder

Rasereien mit dem Zustande einer tiefen Betäubung, eines Sopors oder Stupors ab; auf der Höhe des delirium tremens dauern diese Zufälle anhaltend fort und verschwinden erst mit dem Eintreten des natürlichen, kritischen Schlafs; bei der Encephalitis geht die kritische Entscheidung nach und nach und ganz allmählig vor sich; die Symptome verschwinden nach und nach, eins nach dem andern; die Genesung geht langsam. Bei dem delirium tremens erfolgt die Krisis plötzlich, auf einen Schlag, und alle Symptome sind nach dem kritischen Schlafe mit einem Male verschwunden, wie weggezaubert, und so schnell die vollkommene Genesung entschieden.

In Rücksicht auf die Art der Krisis unterscheiden sich beide Krankheiten wesentlich. Die Encephalitis hat, wie jede Entzündung, eine materielle, sichtbare Krisis, durch materielle Veränderungen in den Ausleerungen und organischen Stoffen: in dem Urin, als der Hauptkrisis, in den Schweißen, in den Stuhlausleerungen; bei dem delirium tremens ist sie, wie bei jeder idiopathischen, ursprünglichen Nervenkrankheit, von immaterieller Natur; die Entscheidung erfolgt hier einzig und allein durch den natürlichen, kritischen Schlaf; materielle Veränderungen und Metamorphosen in den thierischen Stoffen und Säften beobachtet man hier nicht, keine reine Nervenkrankheit hat ihre Krisis durch sie, die Ausleerungen sind weder qualitativ, noch quantitativ verändert. Auch in Rücksicht des Verlaufs und der Dauer hat ein Unterschied Statt zwischen der Encephalitis und dem delirium tremens, wenn auch gleich die Dauer bei jener nicht immer eine genau abgemessene und bestimmte ist, so ist doch ihr Verlauf innerhalb eines bestimmten, geschlossenen Kreises eingeschränkt; sie entscheidet sich nicht und macht keinen Ausgang vor dem 7ten oder nach dem 21sten Tage; die Dauer des delirium tremens ist höchst unbeständig, unbestimmt, der Zeitraum der Höhe dauert oft nur 24 Stunden, in heftigen Fällen aber 4, 6, 9 Tage.

Auch der Befund der Leichenöffnungen zeigt den Unterschied; nach jeder Encephalitis findet man organische, materielle Metamorphosen im Gehirn und Nervensystem: Vereiterung, Abszeßbildung im Gehirn, vollkommene, allgemeine Auflösung, Erweichung der Gehirnsubstanz (Hirnbrand, Gangraena, Sphacelus Cerebri), Ausschwitzung wäßrigter, seröser, oder plastischer Lymphe, Ergießungen derselben auf der Oberfläche oder in den Hirnhöhlen, Verhärtungen, Verdickungen, Verwachsungen der Hirnhäute, Entwickelungen von neuen, ganz fremdartigen Aftergebilden, polypöse, häutige Geschwülste im Gehirn rc. Diese verschiedenen Arten des Ausgangs der Encephalitis in desorganisirende Verwandlungen der Hirnsubstanz und Gebilde hängt ab von dem Character und von dem verschiedenen Sitze der vorausgegangenen Entzündung, so z. B. hinterläßt die Entzündung der harten Hirnhaut, die Menyngitis, gern Eiterbildung, Ausschwitzung plastischer Lymphe, Verwachsung, Verdickung; die der Spinnwebenhaut, die Arachnoiditis seröse Ergießungen, den Hydrops Cerebri, so allgemeine tief greifende Entzündung der Hirnsubstanz, den Hirnbrand, die Auflösung und Erweichung der Hirnmasse. Nach dem delirium tremens findet man keine Spur und kein Zeichen von organischen Metamorphosen, von materiellen Entartungen weder im Gehirn, noch in den andern Gebilden und Gliedern des Nervensystems.

Wenn nun das Wesen des delirium tremens weder auf Hirnentzündung, noch überhaupt auf Entzündung beruhet, sondern von einer ganz andern Natur ist, so folgt, daß die Heilanzeige der Antiphlogosis nicht der practische Grundsatz für die Behandlung dieser Krankheit seyn kann. Man hat von Zusammensetzungen dieser Krankheit mit entzündlichen Zufällen geredet, von Congestionen und Anhäufungen des Blutes im Gehirn und in den Organen der Brust, und darauf den Apparatus antiphlogisticus begründet. Der Verf. hat Complicationen dieser Art nicht beobachtet, sondern immer nur die Krankheit in ihrer sich überall gleichbleibenden, feststehenden Form und in ihren so bestimmt gezeichneten, eigenthümlichen Zufällen behandelt. Wo etwas dieser Art vorkommen mag, hat man diese Symptome immer zu nehmen als Folge des Erethismus im Nervensystem, der unter diesen Zufällen im Blutsystem sich reflectirt; aber keinesweges deuten sie hin auf eine Diathesis inflammatoria, oder wirkliche Entzündung, und haben daher keinen bestimmenden Einfluß auf die Art der Behandlung. Das bloß Zufällige darf in der Praxis nicht leiten, das Symptom durch seinen nichtigen Schein nicht zu falschen Maaßregeln, zu einer verwirrenden Heilmethode verführen; nur das Wesentliche, der Grundcharacter ist das Element zur Bestimmung des Heilgrundsatzes und der Methode; dieß hat man mit festem Blicke zu erfassen und festzuhalten. Die Beobachtung, so wie der Erfolg des antiphlogistischen Heilplans im delirium tremens, bestätigt diese Ansicht — in den meisten Fällen war bei dieser Behandlung der Ausgang ein böser; tödtliche Lähmung der Hirnthätigkeit, die Apoplexia nervosa, Catarrhus suffocativus zeigten sich oft als unmittelbare Folgen einer Venäsection, oder wo dieser Ausgang nach dem Aderlaß nicht plötzlich eintrat, war doch immer eine bleibende leucopflegmatische, ödomatöse Anlage und die endliche Ausbildung eines allgemeinen Hydrops die Folge der in dieser Krankheit so nachtheiligen Blutausleerungen. Herr Dr. Andrä erzählt in Hufeland's Journal viee Fälle vom delirium tremens, unter welchen drei den tödtlichen Ausgang nahmen — eine wunderbare und auffallende Erscheinung bei einer an sich gefahrlosen und bei richtiger Behandlung zuverlässig heilbaren Krankheit. Aber den Grund dieses unglücklichen Erfolgs begreift man leicht aus der ganz unrechten und verkehrten Heilmethode, die hier in Anwendung gekommen. Starke, wiederholte Venäsectionen wurden in Anwendung gesetzt, mit dem strengen Apparatus antiphlogisticus; dabei ward das Hauptmittel, das Opium, ganz versäumt oder zu spät und in kleinen, seltenen, ganz unwirksamen Dosen gegeben. Aehnliche Fälle mit gleichen Ausgängen und ähnlicher Behandlung haben die Beobachter mehrere aufgezeichnet. Vor 2 Jahren beobachtete der Verf. einen ähnlichen Fall: ein 40jähriger Mann, von scheinbar starkem Körperbaue, plethorischer, saftreicher Constitution, seit mehreren Jahren ein starker, habitueller Säufer, ward von dem delirium tremens befallen. Der erste Arzt, unbekannt mit der Natur der Krankheit, eine Encephalitis ahnend, dabei ein höchst einseitiger und wüthender Anhänger des Aderlaßschneppers, stellt am dritten Tage der Krankheit eine starke Venäsection an. Aber kaum war die Ader zugebunden, so traten schon die Zeichen der Lähmung ein; der Verf., schleunigst hinzugerufen, fand eine Stunde ohngefähr nach der Venäsection den Kranken im tiefen Sopor, Stupor, mit gänzlicher Gefühllosigkeit, mit profusen, kalten Schweißen bedeckt, mit röchelnder, schnarchender, schleimrasselnder Respiration, völlig betäubt und bewußtlos, kurz mit allen Zeichen einer gelähmten, erlöschenden Gehirnthätigkeit. Der Moschus, der Aether, der Phosphor, das Ol. Valerian. mit Opium, die schärfsten Sinapismen rc. wurden in kräftigen und raschen Gaben verordnet, aber alles ohne Erfolg; ohngefähr 30 Stunden nach dem Aderlasse war der tödtliche Ausgang gemacht.

MIX
Papier | Fördert gute Waldnutzung
FSC® C083411

Zeitfracht Medien GmbH
Ferdinand-Jühlke-Straße 7
99095 Erfurt, Deutschland
produktsicherheit@kolibri360.de